RECHERCHES

SUR LES

POISONS DU BACILLE DE LA TUBERCULOSE

PAR LES

Drs H. DOMINICI & E. OSTROVSKY

Travail des Laboratoires de M. Metchnikoff à l'Institut Pasteur
et du Dr H. Dominici à l'Hôpital Henri de Rothschild.

AVEC 35 PLANCHES HORS TEXTE

MASSON ET Cie, ÉDITEURS
LIBRAIRES DE L'ACADÉMIE DE MÉDECINE
120, BOULEVARD SAINT-GERMAIN, PARIS
1914

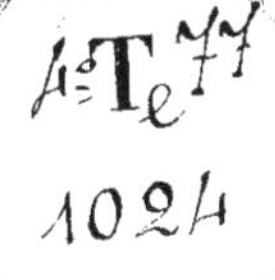

RECHERCHES

SUR LES

POISONS DU BACILLE DE LA TUBERCULOSE

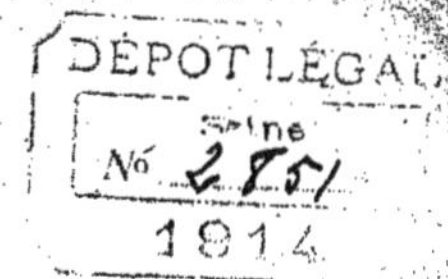

RECHERCHES

SUR LES

POISONS DU BACILLE DE LA TUBERCULOSE

PAR LES

Drs H. DOMINICI & E. OSTROVSKY

Travail des Laboratoires de M. Metchnikoff à l'Institut Pasteur et du Dr H. Dominici à l'Hôpital Henri de Rothschild.

MASSON ET Cie ÉDITEURS
LIBRAIRES DE L'ACADÉMIE DE MEDECINE
120, BOULEVARD SAINT-GERMAIN, 120
1914

RECHERCHES SUR LES POISONS DU BACILLE DE LA TUBERCULOSE

par les Drs H. DOMINICI et OSTROVSKY

(Travail du laboratoire de M. Metchnikoff à l'Institut Pasteur et du laboratoire du Dr Dominici à l'Hôpital Henri de Rothschild)

INTRODUCTION

Ce mémoire se divise en deux parties, dont la première est un exposé des travaux originaux du Docteur Ostrovsky sur la nature des substances diffusibles du bacille de Koch, sur la façon de les extraire du virus ou de ses bouillons de culture, sur leurs effets pathologiques.

La deuxième partie, qui incombe principalement à l'un de nous (Dominici), comporte la relation des changements que les tissus du cobaye subissent sous l'influence de certains de ces poisons diffusibles. Multiples et variées, ces modifications constituent un ensemble touffu qu'une étude raisonnée permet de décomposer en véritables syndromes anatomo-pathologiques. Nous en donnons la description en élaguant tous les faits autres que ceux qui concourent à fixer leurs traits essentiels.

I. CONSIDÉRATIONS SUR LES POISONS DU BACILLE DE KOCH

par le Dr OSTROVSKY

Toute cause mécanique, physique ou chimique ayant pour effet de rompre la cohésion des éléments constitutifs du bacille tuberculeux, de briser sa structure intime, peut servir de base à une méthode d'isolement des toxines tuberculeuses solubles.

Le broyage des corps bacillaires au mortier avec la poudre de verre ou le sable de quartz, l'action alternative du froid et de la chaleur, l'action prolongée des dissolvants des graisses ou de l'eau bouillante, enfin le laccage du bacille combiné avec l'hydrolyse permettent d'extraire l'endotoxine spécifique.

La préparation de la tuberculine brute procède d'ailleurs de ces mêmes principes, puisque à la macération des bacilles détachés du voile et tombés au fond de la culture s'ajoute l'action dissolvante du bouillon chauffé à l'ébullition. Il n'y a donc rien d'étonnant à ce que l'on retrouve les mêmes éléments dans les toxines du bouillon et dans celles des corps bacillaires. En revanche, les proportions de ces éléments varient considérablement grâce au rendement beaucoup plus élevé des corps bacillaires.

***

Il serait d'un très haut intérêt de démontrer que l'endotoxine du bacille de Koch possède toutes les propriétés du bacille lui-même, notamment la toxicité sur le cobaye neuf et la relation directe de cette toxicité avec le poids d'endotoxine employée.

Cette question a été successivement étudiée par MM. Martin et Vaudremer (1895-1906), par M. Maragliano (août 1895), par M. Auclair et par MM. Marie et Tiffeneau.

MM. Martin et Vaudremer partent de l'idée qu'il est indispensable de dégraisser le bacille qu'ils traitent par l'éther; puis ils dessèchent le bacille virulent, l'émulsionnent et l'inoculent sous le péritoine des cobayes qui meurent par cachexie dans un délai variable, mais toujours directement lié à la dose employée.

Pour 5 centigrammes de corps bacillaires, le cobaye meurt en 48 heures; pour 4 centigrammes, en 8 jours; pour 3 centigrammes, en 1 mois; enfin, pour 2 centigrammes, en six semaines.

A l'autopsie, ces auteurs ne constatent pas de lésions tuberculeuses apparentes, mais uniquement de l'hyperémie de tous les viscères.

Ces deux honorables savants de l'Institut Pasteur n'ont pas essayé d'extraire l'endotoxine.

L'honneur d'avoir, le premier, extrait des corps bacillaires un poison mortel pour le cobaye neuf revient à M. Maragliano qui a annoncé sa découverte au Congrès de Bordeaux, en 1895.

Les savants du monde entier ont pu vérifier l'existence de l'endotoxine de Maragliano, notamment MM. Bouchard et Charrin, mais aucun d'entre eux n'a pu reproduire sa toxine, faute de précisions et de détails dans l'exposé de la méthode.

J'ai eu l'honneur de travailler à l'Institut de Gênes et je m'empresse de rendre à M. Maragliano l'hommage qui lui est dû : la découverte de l'endotoxine tuberculeuse est bien son œuvre.

Malheureusement, il a été victime d'une erreur involontaire en croyant opérer sur des bacilles de la tuberculose humaine, alors que ses cultures, bien que provenant de l'isolement de bacilles d'origine humaine, avaient subi des passages qui avaient exalté leur virulence (à un point que j'ai rarement observé parmi les innombrables cultures que j'ai manipulées depuis six années à l'Institut Pasteur) et qui leur avait fait perdre les caractères propres de la tuberculose humaine. Elles présentaient en revanche tous les caractères biologiques de la tuberculose du type aviaire.

A ce sujet, sans insister sur les particularités culturales de ces deux types de bacilles tuberculeux, il est bon d'attirer l'attention des savants sur les attributs spécifiques que mes recherches personnelles m'autorisent à attribuer à chacune de ces deux races.

Le bacille du type aviaire, à l'encontre de celui de la tuberculose humaine et bovine, *ne produit pas de nécrose cutanée au point d'inoculation et l'infection* présente les caractères suivants :

L'abcès caséeux sous-cutané montre souvent des tendances à la résorption; les ganglions inguinaux sont rarement caséeux et ne présentent que de l'hyperplasie simple; les tubercules viscéraux n'ont pas de zone de congestion et possèdent des tendances à la résorption ; enfin, le bacille aviaire et sa tuberculine extraite par la méthode de Koch ne sensibilisent pas le cobaye tuberculeux, pas plus envers la tuberculine aviaire qu'envers la tuberculose humaine ou bovine.

D'autre part, les bacilles du type aviaire perdent leur virulence beaucoup plus vite que ceux de la tuberculose nécrosante (races humaine et bovine).

Enfin, le bacille aviaire mort, inoculé à un cobaye neuf, ne sensibilise pas le cobaye qui résiste à l'inoculation de la dose mortelle de tuberculine de l'Institut Pasteur six semaines après l'injection de ces corps bacillaires.

Or, le bacille de l'Institut de Gênes que j'ai reçu en 1906 présentait toutes ces caractéristiques propres au bacille aviaire.

Ayant contrôlé la préparation de cette endotoxine et vérifié plusieurs fois le titre toxique de la tuberculine aqueuse des corps bacillaires de M. Maragliano, je suis en mesure de donner la description technique de son procédé.

Les bacilles étant cultivés dans du bouillon de veau glycosé à 2 pour 100, glycériné à 6 pour 100 et peptonisé à 4 pour 100, les ballons contenant les voiles sont filtrés sur des filtres stérilisés et les corps retenus sont lavés à l'eau salée stérilisée, puis recueillis dans des récipients en fer émaillé contenant de l'eau distillée que l'on place au bainmarie à 100° pendant 8 à 10 jours en ajoutant de l'eau distillée au fur et à mesure que le niveau baisse par évaporation.

On prélève alors une petite quantité de liquide que l'on filtre sur papier buvard et à la bougie Chamberland et dont on éprouve pour le contrôle le titre de toxicité sur le cobaye neuf. Il est assez facile d'obtenir ainsi un liquide dont 1 centimètre cube tue l'hecto de cobaye neuf en 24-48 heures.

Ce produit perd vite ses caractères toxiques et il faut continuellement préparer de nouvelles réserves de cette toxine.

M. Auclair a poursuivi depuis 1896 ses remarquables travaux sur les poisons du bacille de la tuberculose humaine.

M. Auclair extrait les poisons endogènes des bacilles tuberculeux au moyen des dissolvants des graisses et des cires. Il a décrit les poisons qu'il a obtenus par sa technique, mais il attribue à l'excipient adipocireux (pour lesquels il a créé les termes de « poisons adhérents », d' « éthéro-bacilline » et de « chloro-formo-bacilline ») un rôle considérable dans les phénomènes spécifiques de la tuberculose en négligeant d'étudier le rôle de ces produits dans l'intoxication générale et leur toxicité sur le cobaye neuf.

MM. Marie et Tiffeneau ont présenté en 1908 à la Société de Biologie deux Mémoires sur les poisons endogènes du bacille de la tuberculose humaine.

Ces savants ont isolé des corps bacillaires une substance toxique pour les animaux de laboratoire, lapin, cobaye, souris, pigeon, en injection sous-cutanée ou mieux intra-cérébrale, et ceci en quelques heures, par des doses minimes et en raison directe du poids d'endotoxine.

L'intérêt des recherches de ces savants expérimentateurs réside en ce qu'ils ont opéré dans un milieu dépourvu de matières albuminoïdes et en ce qu'ils se sont débarrassés des substances dialysables isolées des corps bacillaires. Ils ont ainsi démontré que le poison endogène du bacille tuberculeux tue les animaux en dehors des substances albuminoïdes qui servent à sa végétation et à sa nutrition et, d'autre part, que cette toxine *réside dans la partie colloïdale du poison tuberculeux.*

Parallèlement, ces savants n'ont pas constaté de modifications pathologiques dans les tissus des animaux intoxiqués par leur poison.

Nous en conclurons que le poison de MM. Marie et Tiffeneau n'est que la partie colloïdale de la tuberculine purifiée de Koch et que lorsqu'ils affirment avoir obtenu des accidents d'anaphylaxie chez le cobaye tuberculeux par injection intra-cérébrale, cette constatation laisserait supposer que leur toxine n'était pas complètement débarrassée des produits dialysables.

Malgré toute l'estime que je professe pour l'illustre von Behring, je passe sous silence ses recherches sur les poisons tuberculeux et je présenterai mes recherches personnelles sur la toxicité du bacille de la tuberculose lui-même.

Désireux de démontrer que la toxicité du bacille de Koch dépend uniquement de son poison endogène, j'ai employé des corps bacillaires morts ayant déjà servi à la préparation de la tuberculine de l'Institut Pasteur et provenant des voiles de culture restés sur le filtre Chardin, après stérilisation à 100° et filtration du bouillon de culture.

Ces corps bacillaires étaient fatalement imprégnés par les peptones et les matières extractives du bouillon ainsi que par la glycérine.

La technique à laquelle je me suis arrêté après deux années de tâtonnement repose sur l'hypothèse que toute cause qui brise la structure intime du corps bacillaire permet au dissolvant approprié d'extraire le poison tuberculeux. Elle suppose également que la structure intime du corps bacillaire ne se compose pas, comme on l'admet généralement jusqu'à présent, d'une enveloppe d'une cuirasse, d'une cuticule composée de substances adipo-cireuses protégeant les substances albuminoïdes, mais comprend plutôt un squelette cellulosique imprégné dans toute son épaisseur par des éléments ciro-graisseux mélangés à des produits protéiques.

Les belles recherches de M. Auclair mettent en évidence cette structure hétérogène; malheureusement, M. Auclair n'a pas attaché assez d'importance à cette question en négligeant la présence des lipoïdes qui constituent un terme de cohésion entre les éléments nucléo-protéiques et les substances ciro-graisseuses inertes, vecteurs des poisons tuberculeux.

Cette conception m'a conduit à avoir recours au laquage par l'éther des corps bacillaires morts et à l'hydrolyse prolongée à l'eau distillée bouillante afin d'extraire la totalité des éléments toxiques du bacille de Koch.

Je prépare l'endotoxine bacillaire dénommée par moi « nécro-tuberculine », par la méthode suivante :

Un kilo de bacilles morts ayant déjà servi à la préparation de la tuberculine de l'Institut Pasteur est débarrassé du papier Chardin qui entoure les gâteaux pressés et introduit dans un ballon de verre de deux litres à fond rond, avec un litre d'éther sulfurique pur.

On laisse macérer les bacilles dans l'éther pendant 24 heures en agitant de temps en temps afin qu'il ne reste pas de grumeaux (émulsion homogène).

On place alors le ballon au bain-marie à 42° afin d'évaporer l'éther; les bacilles se figent en une masse compacte adhérente au verre. On ajoute petit à petit de l'eau distillée stérilisée jusqu'à faire un litre et demi de décoction qu'on laisse au bain-marie à l'ébullition pendant 10 jours.

Pendant ce délai, on retire de temps en temps un demi-litre de liquide que l'on évaporera à part, en ajoutant chaque fois de l'eau distillée à la décoction mère.

On fait ainsi passer, en 10 jours, une dizaine de litres d'eau distillée qui entraînent par lixiviation toutes les substances solubles du bacille.

Le liquide concentré, réduit à 800 centimètres cubes environ et marquant à l'aréomètre Beaumé 1,008 à 1,012, est filtré sur double papier buvard, dégrossi sur le filtre Berkfeld et terminé par filtration à la bougie FF ou L[3] Chamberland.

L'endotoxine est alors distribuée dans des tubes que je conserve scellés à la lampe.

Un centimètre cube de ma nécro-tuberculine en injection sous-cutanée tue un hecto de cobaye neuf en 24 à 48 heures.

Pour les expériences de contrôle de la toxicité de la nécro-tuberculine, il faut choisir de préférence des cobayes d'un poids inférieur à 350 grammes et avoir soin d'écraser sous les doigts l'ampoule sous-cutanée formée par l'inoculation afin que la résorption de l'endotoxine s'effectue plus rapidement.

J'ai préparé depuis trois ans plus de 10 litres de manécro-tuberculine. Il m'est arrivé d'avoir des échantillons dont le titre toxique était supérieur à 1 pour 100 et atteignait 1 un quart et 1 et demi pour 100 grammes. Exceptionnellement j'ai observé des survies de plus de 48 heures atteignant même 7 jours et davantage suivant le poids de l'animal. Un certain cobaye d'une série de 12 animaux a présenté une survie d'un an.

Je n'ose donner l'explication de ce fait. Ce cas offrait à l'autopsie de la sclérose généralisée des viscères avec fonte totale du tissu graisseux.

Ce qui caractérise nettement ma nécro-tuberculine c'est qu'elle possède toutes les propriétés des bacilles humains morts : elle est *nécrosante*, escarre au point d'inoculation ; *caséifiante*, dépôts fibrino-caséeux sous l'escarre ; *hyperplasique*, exagération du processus lymphocytaire dans le follicule lymphatique ; *cachectisante*, mort rapide ou intoxication lente par consomption ; enfin *anaphylactisante*, mort rapide par inoculation au cobaye tuberculeux.

Il est possible, par le procédé de Koch, modifié par moi, d'obtenir une tuberculine présentant tous les caractères ci-dessus énumérés, mais très atténués. La modification consiste à ne pas stériliser à 100° les bouillons de culture avant la filtration et à concentrer le bouillon filtré au bain-marie bouillant (70° environ). On conserve ainsi certaines substances comparables aux ferments qui n'ont pas été détruits par la stérilisation.

On pourrait en déduire que la tuberculine brute de Koch ne serait que la faible proportion d'endotoxine qu'aurait dissoute le bouillon de culture, privée par la stérilisation de certains de ses éléments; ce qui m'a amené à supposer que le poison tuberculeux est de composition très complexe et à faire des recherches sur sa composition exacte et le rôle particulier des divers éléments qui le constituent.

***

J'ai recherché tout d'abord à conserver tous les éléments toxiques des corps bacillaires à l'abri de toute stérilisation par la chaleur. J'ai employé pour cela le procédé suivant qui me donne la *toxine vivante*.

Je recueille les corps bacillaires en filtrant sur papier buvard des bouillons de culture n'ayant subi aucune manipulation de stérilisation; je fais laquer ces corps bacillaires à la température du laboratoire: j'évapore l'éther à l'étuve Hearson à 42°; je laisse les corps bacillaires en contact pendant 10 jours avec de l'eau stérilisée dans la même étuve; enfin je filtre la macération sur papier et filtre Chamberland.

Cette toxine « vivante » possède les caractères de la nécro-tuberculine très diminuée quant aux effets nécrosants.

Injectée à la dose d'un centimètre cube sous la peau du cobaye neuf, elle occasionne la mort entre le 6e et le 40e jour, suivant la virulence des cultures employées, en provoquant dans les viscères des modifications qui rappellent la granulie ou la tuberculose hyperplasique.

***

D'autre part, nous savions déjà que l'inoculation du bacille humain, vivant ou mort, sous la peau du cobaye provoque la formation d'une escarre qui ne présente aucune tendance à la cicatrisation.

Aucun auteur, jusqu'à présent, n'a signalé l'isolement des corps bacillaires ou des bouillons de culture d'un poison soluble dans l'eau qui posséderait cette propriété nécrosante.

Or, la nécro-tuberculine provoque très rapidement une escarre assez étendue et profonde située au point d'inoculation et de dimensions proportionnées à la dose injectée.

Cette escarre se cicatrise, en cas de survie, en 8 à 12 jours; elle laisse une cicatrice dure, triangulaire ou en étoile, sur laquelle les poils ne repoussent que longtemps après (20 ou 30 jours).

L'escarre due à la nécro-tuberculine diffère donc de celle que provoque les bacilles vivants ou morts en ce qu'elle se cicatrise toujours.

***

On attribue généralement volontiers une part de la toxicité du bacille de Koch à la glycérine et aux peptones. Il était très important de préciser ce point.

Tout d'abord, je dois faire remarquer que la glycérine intervient très peu dans la toxicité de la nécro-tuberculine, dans laquelle l'analyse par l'oxyde de plomb anhydre ne nous révèle que 50 à 60 grammes de glycérine par litre.

En revanche, les peptones jouent un rôle notable. En effet, j'ai cultivé le bacille de la tuberculose humaine, du type nécrosant et virulent, sur bouillon spécial composé uniquement de viande et de foie de cheval, sans addition de peptone, et cette culture m'a donné une toxine à titre toxique considérablement affaibli, mais dont les propriétés nécrosantes n'étaient que faiblement diminuées.

La propriété nécrosante persiste également dans la tuberculine brute (procédé Koch-Ostrovsky décrit plus haut), que le bouillon soit additionné ou non de peptones.

Les peptones et produits albumosiques fixés par les corps bacillaires ajouteraient donc à leur toxicité sans influencer d'une façon très sensible leurs propriétés nécrosantes.

Pour déterminer le rôle pathogénique de chacun des éléments physicochimiques de la nécro-tuberculine, je me suis adressé tout d'abord à la dialyse.

Bien que ce procédé physique de dissociation soit imparfait et ne possède pas la précision requise pour établir la nature exacte des éléments toxiques à étudier, il m'a cependant permis de me renseigner sur les caractères différentiels des éléments constitutifs de la nécro-tuberculine.

La nécro-tuberculine est introduite, très concentrée, dans le sac de collodion; la dialyse se produit aussitôt et l'eau distillée du dialyseur se colore progressivement aux dépens du chromogène de l'endotoxine. L'eau distillée est changée toutes les 24 heures jusqu'à ce qu'elle ne se colore plus. On réunit alors, pour la concentrer au bain-marie, la solution de cristalloïdes, que l'on filtre enfin à la bougie Chamberland.

Cette partie dialysée de la nécro-tuberculine est restée *nécrosante, cachectisante* et *anaphylactisante*, alors que ses propriétés hyperplasiques et caséifiantes ont diminué dans de notables proportions.

Au contraire, pendant la dialyse, le liquide contenu dans le sac de collodion a vu son niveau s'élever, grâce aux propriétés hygroscopiques des substances colloïdes et s'est éclairci progressivement, tandis que les colloïdes se précipitaient au fond du sac sous forme de grumeaux grisâtres.

Alors que les substances dialysables donnaient une réaction franchement acide, le contenu du sac n'était que faiblement acide.

Les substances colloïdes, triturées dans un mortier avec la poudre de verre, dissoutes dans la solution physiologique alcalinisée à 5 pour 1000 avec du carbonate de soude pur et filtrées à la bougie Chamberland, constituent ma « toxine colloïde » qui ne possède plus les caractères nécrosants ni anaphylactisants, mais conserve ses propriétés *hyperplasiques*, *caséifiantes* et *cachectisantes*.

Ainsi, la dialyse, procédé d'analyse imparfait, a néanmoins permis la fixation des caractères différentiels propres des éléments de la nécro-tuberculine, en donnant, d'une part, tous les *cristalloïdes* : glycérine, sels, peptones, albumoses et une partie insignifiante de nucléo-protéides; d'autre part, *les nucléo-protéides*, accompagnés d'autres substances qui dialysent lentement.

En dialysant de même la tuberculine du bouillon sans peptone (procédé Koch-Ostrovsky), nous constatons que la portion dialysable possède les mêmes caractères que l'élément analogue de la nécro-tuberculine, mais avec réapparition des propriétés (hyperplasiques), tandis que la portion colloïdale conserve ses propriétés hyperplasiques, caséifiantes et cachectisantes.

La toxicité de ces deux toxines est assez prononcée. La portion dialysable, qui pèse 1,009, en injection intraveineuse, à raison de 1 centimètre cube par hecto de cobaye neuf, tue un gros cobaye en 20 à 25 jours, avec congestion et hypertrophie de tous les viscères et éclatement de la rate ayant provoqué la péritonite hémorragique.

C'est cette partie dialysable de la nécro-tuberculine ou de la tuberculine sans peptones (Koch-Ostrovsky) que je propose de dénommer « tuberculine essentielle », puisqu'elle conserve les caractères propres de la nécro-tuberculine : nécrose et anaphylaxie. Ce poison ne détermine jamais, en revanche, des modifications tissulaires formatives macroscopiques, tandis que la partie colloïdale (hyperplasique, caséifiante et cachectisante) provoque des modifications épithélioïdes qui vont jusqu'à la formation de granulations spécifiques. Je propose donc de dénommer ce poison colloïdal « toxine hyperplasique ou tuberculigène ».

Ainsi le poison tuberculeux endogène qui peut passer, dans certaines conditions, dans les milieux de culture ou dans les humeurs de l'individu infecté, se caractérise essentiellement par deux formes d'action pathologique sur les tissus vivants, qui sont : *la nécrose* et *l'hyperplasie*.

Quant à l'action exsudative, elle paraît être la conséquence des réactions défensives des séreuses contre l'afflux brusque et abondant à leur contact du virus tuberculeux. Il n'y a donc rien de surprenant à ce que, suivant les cas, nous observions en clinique la prédominance de tels ou tels phénomènes, suivant que la prépondérance appartient à l'élément nécrosant ou à l'élément hyperplasique du virus tuberculeux.

Le tissu sous-cutané, par exemple, sous l'action du virus tuberculeux, réagit tantôt par un accès caséeux fermé, tantôt par une gomme sous-cutanée avec nécrose concomitante de la peau.

J'ai noté souvent avec M. Ravaut que le pus fourni par les abcès sous-cutanés sans nécrose, inoculé sous la peau du cobaye neuf, ne provoquait qu'un abcès caséeux n'ayant aucune tendance à s'ulcérer, ce qui permet d'admettre que le bacille de Koch ne possède, dans ce cas, que l'élément hyperplasique du virus. L'élément nécrosant faisant défaut, de même les bacilles de la tuberculose humaine, atténués par le procédé de Marino, ne provoquent plus de nécrose de la peau chez le cobaye au point d'inoculation et déterminent cependant la mort par cachexie.

Il serait aisé, dans le même ordre d'idées, d'opposer la scrofulose aux formes éréthiques de la tuberculose : cette dissociation des éléments toxiques expliquant le paradoxe des *tuberculeux gras*.

La virulence du bacille tuberculeux résiderait donc dans la somme de ses deux éléments toxiques produisant des effets si différents qui dominent toute la pathologie de l'infection causée par le bacille de Koch.

J'ai cherché, en partant de ces principes, à isoler et à obtenir à l'état de pureté physiologique chacun des éléments constituants du virus tuberculeux afin de reproduire expérimentalement ses effets spécifiques.

Dissociation de la tuberculine essentielle. — L'alcool absolu précipite une partie de la solution dialysable du virus tuberculeux. Or, ce précipité possède des propriétés différentes de la solution qui surnage. Nous reviendrons plus tard sur ces différences dans une « étude biochimique du virus tuberculeux ».

DISSOCIATION DU VIRUS TUBERCULEUX

PARTIE DIALYSABLE OU CRISTALLOIDE (Tuberculine essentielle)	PARTIE COLLOIDALE (Toxine tuberculigène)
Caractères pathogéniques :	
Nécrosante. Anaphylactisante ou sensibilisante.	Hyperplasique. Caséifiante. Cachectisante.
Caractères biochimiques :	
Solubilité. Diffusibilité. Action à distance.	Solubilité. Action locale par dégénérescence des tissus, lente et ne gagnant que de proche en proche.
Caractères chimiques :	
Contient surtout les peptones.	Contient des albumoses et des nucléo-protéides.
Caractères anatomo-pathologiques :	
Aucune action néoformative. Provoque le déclanchement des phénomènes toxiques par la mise en liberté, par dissociation, de l'élément colloïdal.	Action proliférative spécifique provoque la recrudescence des phénomènes toxiques par exagération du processus de caséification sur les formations tuberculeuses adultes.

Recherche des propriétés hémolysantes. — Dans le même ordre d'idées, il était très important d'établir quelle est la partie du virus tuberculeux qui jouit de propriétés hémolysantes. J'ai pu démontrer que le soluté alcoolique à froid de bacilles vivants très virulents possède au plus haut degré le pouvoir d'hémolyser les globules rouges du mouton.

On prend 50 grammes de corps bacillaires vivants très virulents, qu'on macère pendant 8 jours à froid dans 125 grammes d'alcool absolu. Cette macération est filtrée sur la bougie Chamberland. Évaporée jusqu'à la consistance sirupeuse, elle est séchée dans le vide. En ajoutant au résidu ainsi obtenu un demi-centimètre cube de l'alcool absolu plus 5 centimètres cubes d'eau physiologique, on obtient une émulsion louche qui sert pour la démonstration des propriétés hémolysantes du bacille de Koch.

EXPÉRIENCE DU 12 FÉVRIER 1909

	TUBE N° 1	TUBE N° 2	TUBE N° 3	TUBE N° 4
Émulsion alcoolique	0,1	0,5	1,0	—
Solution à 5 pour 100 de globules rouges du mouton	1,9	1,5	1,0	2,0
2 heures d'étuve à 38° . . .	0	Hémolyse partielle	Hémolyse complète	—
24 heures de séjour au laboratoire.	0	Hémolyse complète	Hémolyse complète	0

Dissociation de la toxine tuberculigène. — J'ai cherché à isoler l'élément cachectisant contenu dans la partie colloïde de ma nécro-tuberculine.

J'ai noté dans toutes mes expériences que ma nécro-tuberculine provoque toujours de la cachexie en raison directe de sa concentration et de la dose de corps bacillaires employés à sa préparation.

Mais en employant la *toxine vivante* extraite de bacilles non stérilisés, j'obtiens beaucoup plus rapidement la mort par cachexie accompagnée de phénomènes d'excitation cérébrale suivie d'une période de stupeur et de coma se terminant par la mort de l'animal.

100 à 125 grammes de corps bacillaires vivants humides peuvent donner après toute la série des manipulations 250 centimètres cubes d'une solution de colloïdes dans l'eau salée alcalinisée à 5 pour 1000 dont 1 centimètre cube suffit pour provoquer la mort de l'animal.

A l'autopsie, j'ai toujours noté d'importantes modifications tissulaires qui se manifestent par l'hyperplasie notable de tout le système lymphatique avec hypertrophie des organes.

Or, j'avais attribué cette hyperplasie à des ferments que détruirait la stérilisation par la chaleur. Cette hypothèse est vérifiée par l'expérience suivante.

Préparation de la *cachexie*. — Je prends les corps bacillaires morts ayant servi à la préparation de la tuberculine de l'Institut Pasteur. Je l'ai fait laquer, j'évapore l'éther, je l'ai fait dialyser pendant 2 à 3 jours dans l'eau courante. Les corps bacillaires ainsi débarrassés de leurs propriétés nécrosantes et sensibilisantes sont précipités par le sulfate d'AzH^4 et remis à dialyser jusqu'à disparition complète de toute trace de sulfate d'$Az\ H^4$. Puis, après trituration à la poudre de verre, ils sont dissous à froid dans l'eau salée alcalinisée à 5 pour 1000 (100 grammes de bacilles pour 250 centimètres cubes de solution) et cette solution filtrée dans la bougie Chamberland provoque chez le cobaye neuf une cachexie lente. 1 centimètre cube de *cachectine* tue un cobaye de 450 grammes en 10-12-20 jours par consomption sans que l'autopsie révèle la moindre lésion macroscopique.

On peut donc conclure que d'une part l'élément cachectisant du virus tuberculeux fait partie des éléments colloïdaux de la toxine et que, d'autre part, il constitue un poison du système nerveux central.

Cette dernière assertion est confirmée par les symptômes que présentent les animaux de laboratoire (cobayes, chiens, chèvres) et dont les principaux sont la somnolence, la torpeur, des troubles de la démarche, des convulsions tétaniques et cloniques, enfin la mort fréquente dans le coma.

L'étude des symptômes de la méningite tuberculeuse chez l'homme confirme pleinement cette manière de voir puisque la résorption du virus au niveau des vaisseaux de la pie-mère y provoque l'intoxication lente et progressive du système nerveux central.

***

Quant aux propriétés hyperplasiques et caséifiantes de la toxine tuberculigène, elles ne sont pas dues à un élément toxique identique. Lorsqu'on injecte la toxine colloïdale à des cobayes sains, on observe toujours de l'hyperplasie de tout le système lymphatique préexistant dans les organes (follicules clos, plaques de Peyer, centres clairs des ganglions et de la rate) et l'étude microscopique révèle l'épithélioïdisation des cellules, des ébauches de cellules géantes et même de tubercules dans le cas où la toxine provenait de bacilles très virulents chauffés jusqu'à 45°.

La caséification ne se manifeste, au contraire, qu'avec l'appui d'un des deux facteurs suivants : soit la présence de la toxine nécrosante et sensibilisante, soit l'existence antérieure du processus tuberculeux actif.

Un cobaye ayant reçu antérieurement une certaine dose de nécro-tuberculine entière par exemple, présentera, au point d'inoculation de la toxine colloïdale, des dépôts fibrino-caséeux qui empêcheront la cicatrisation de ces escarres cutanées alors que les lésions produites par la toxine nécrosante se cicatrisent toujours. Celles-là tendront à suppurer, à s'hypertrophier sur les bords, la croûte sera volumineuse.

Si le cobaye est tuberculeux, la caséification est encore plus marquée, le chancre devient exubérant, suppure abondamment, se recouvre de fausses membranes, se cicatrise difficilement, couvert de croûtes volumineuses. Les ganglions inguinaux s'hypertrophient, la suppuration caséeuse les envahit, leur coque devient fibreuse. Les tubercules de tous les viscères (poumons, foie, rate, ganglions bronchiques) deviennent plus volumineux et suppurent avec abondance.

Ce tableau de mûrissement des tubercules, sous l'influence de la partie colloïdale de la nécro-tuberculine, est saisissant et pourrait entrer, à côté de l'effet analogue de la partie nécrosante sur les phénomènes toxiques d'anaphylaxie générale, dans le cadre des phénomènes d'anaphylaxie locale spécifique.

***

Substances acido-résistantes. — Plusieurs auteurs se sont occupés de l'acido-résistance du bacille de Koch. On croit en général que ce bacille est enveloppé dans une coque adipo-cireuse et qu'il suffit de le dégraisser par l'éther pour qu'il perde cette propriété de fixer la fuchsine phéniquée après décoloration par l'acide nitrique.

Mais après les travaux de Cantacuzène, Rietchie, Bulloch et Mac Léad, nous savons que l'acido-résistance du bacille de Koch n'est détruite ni par l'éther bouillant, ni par le chloroforme bouillant, ni par le mélange éther-chloroforme bouillant, ni même par l'alcool et l'hydrate de chloral ; qu'elle est à peine modifiée par l'action prolongée de l'eau de Javel ou d'une solution de 50 pour 100 de soude caustique. Enfin qu'elle n'est définitivement détruite que par l'action successive de l'alcool méthylique et de l'éther de pétrole pendant 48 heures dans l'appareil de Soxhlet (Cantacuzène), ou encore par le xylol ou toluol bouillant, enfin par l'action prolongée du benzol bouillant ou de la solution d'Aronson (alcool absolu 25 centimètres cubes, éther sulfurique 125 centimètres cubes, HCl 1 centimètre cube). Sans insister sur la structure intime du bacille qui comporte évidemment un alliage de substance ciro-graisseuse et de produits nucléo-protéiques dans toute son épaisseur et non pas seulement dans la coque périphérique pas plus que sur le rôle exclusif attribué aux graisses dans l'acido-résistance alors que les dissolvants des graisses n'atténuent pas cette propriété. Nous nous bornerons à constater que la constitution chimique du bacille de Koch subit de larges oscillations et que les rapports entre les cires, les graisses, les acides gras, les lipoïdes, varient à l'infini, qu'il est difficile, sinon impossible, d'établir des rapports particuliers de ces divers éléments pour chaque race de bacille et que le rapport certain qui existe entre la constitution chimique du bacille et sa virulence ne doit être admis qu'en théorie.

Cette conception m'a conduit à étudier le rôle des substances acido-résistantes du bacille de Koch dans les phénomènes morbides provoqués sur le cobaye normal par le bacille vivant.

J'ai choisi la solution d'Aronson, qui agit à froid et j'ai opéré sur des voiles très virulents prélevés par filtration sur papier buvard, lavés à l'eau distillée et recueillis aseptiquement. J'ai poussé la macération pendant 5 à 8 jours à raison de 25 grammes de corps bacillaires dans 150 centimètres cubes de liquide en agitant un quart d'heure par jour.

Cette macération filtrée sur papier, puis sur bougie Chamberland donne une solution transparente qui précipite quelques jours après un riche dépôt de substances ciro-graisseuses que j'ai recueilli par filtration sur papier stérile.

Ce produit représente les substances qui confèrent au bacille son acido-résistance caractéristique. Expérimenté sur le cobaye neuf, il ne tue pas les animaux inoculés, mais doué d'une certaine toxicité, il provoque des lésions tuberculiformes dans tous les organes avec une hypertrophie considérable de la rate.

Cette toxicité révèle la présence d'une partie des éléments toxiques des corps bacillaires dissoute, dans la solution d'Aronson, par l'éther et l'alcool acidulé. Le pouvoir pathogène de ces substances acido-résistantes ne relève que de ces dissolvants qui se sont chargés également (l'opération étant faite à froid) des ferments que détruit la stérilisation et qui persistent dans la tuberculine vivante.

En résumé, tous les éléments toxiques des corps bacillaires tuberculeux peuvent être concentrés en solution à l'eau distillée ou à l'eau salée alcalinisée à 5 pour 1000, par le laquage de ces corps bacillaires à l'éther sulfurique suivi de l'évaporation à froid ou à chaud et de l'hydrolyse prolongée. Si l'on opère à froid, on recueille également les ferments qui ne résistent pas à une température de 58°.

La dialyse sépare les éléments de cette toxine totale en deux groupes jouissant chacun de propriétés spécifiques particulières diamétralement opposées.

En revanche, l'étude des poisons extraits par les dissolvants des substances adipo-cireuses, quelque intérêt qu'elle présente, nous conduit à considérer les acides gras et les lipoïdes du bacille comme de simples véhicules du virus tuberculeux qui est entièrement soluble dans l'eau distillée[1].

Enfin, cette solubilité de tous les éléments toxiques du bacille tuberculeux nous permet de reproduire sur les animaux de laboratoire comme autant d'intoxications particulières, la plupart des signes et des lésions de la tuberculose, et, par suite, de vérifier expérimentalement la possibilité de dissocier chimiquement les divers agents toxiques qui les provoquent et dont les proportions varient considérablement d'une race de bacille de Koch à une autre, ce qui explique les diverses formes de l'infection tuberculeuse humaine.

1. Dans une étude ultérieure, nous vérifierons si les lipoïdes et les substances adipo-cireuses du bacille tuberculeux débarrassées des substances solubles du virus possèdent une toxicité propre.

II. ÉTUDE EXPÉRIMENTALE DE L'ACTION DES POISONS DIFFUSIBLES DU BACILLE DE KOCH SUR LES TISSUS DU COBAYE

par **H. DOMINICI** et **OSTROVSKY**

LES CONCEPTIONS ACTUELLES SUR LES POISONS BACILLAIRES ET LEUR ACTION SUR LES TISSUS. — POISONS DIFFUSIBLES ET POISONS ADHÉRENTS

Depuis la découverte de la tuberculine, les éléments toxiques du bacille de Koch ont été étudiés par de nombreux expérimentateurs qui s'accordent pour les diviser d'une façon schématique en Exotoxines et Endotoxines.

Les Exotoxines, dont la première tuberculine est le prototype découleraient du bacille par une sorte de sécrétion régulière pour se répandre dans le milieu ambiant, bouillon de culture ou organisme animal, pendant que les Endotoxines resteraient fixées au corps du microbe.

Cependant, des recherches nouvelles ont démontré qu'une partie des Endotoxines étaient miscibles à l'eau ou aux plasmas organiques.

On peut donc diviser les Exotoxines et les Endotoxines du bacille en : poisons diffusibles et poisons adhérents.

Les *Poisons diffusibles* sont :

1° Les Exotoxines (première tuberculine de Koch) ;

2° Celles des Endotoxines qui sont miscibles à l'eau et aux plasmas organiques.

Les *Poisons adhérents* sont la fraction des Endotoxines qui se montrent réfractaires à tout mélange avec l'eau ou les liquides organiques.

Dans ses travaux si intéressants sur les matières toxiques du bacille de Koch, J. Auclair range dans les *Poisons diffusibles* :

1° Les Exotoxines (première tuberculine de Koch) ;

2° Une Endotoxine de nature protéique qu'il extrait du corps du bacille suivant une technique particulière et qu'il désigne sous le nom de « bacillo-caséine ».

Quant aux *Poisons adhérents*, ce sont, pour lui, les cires et les graisses.

De même que la plupart des auteurs qui se sont occupés des poisons du bacille de Koch, J. Auclair attribue à la tuberculine la propriété de déterminer des phénomènes généraux (cachexie), des troubles fonctionnels (fièvre, modifications de la circulation) et des réactions inflammatoires légères et fugaces. Aux *Poisons adhérents* ressortiraient ces lésions graves qui sont : la métaplasie tuberculeuse, la sclérose distrophique, diverses sortes de nécroses et la caséification.

Endotoxines diffusibles d'Auclair (Bacillo-caséine). — Quant à la bacillo-caséine, une fois séparée du virus elle deviendrait une sorte de toxine diffusible produisant des lésions disséminées et des troubles généraux ; elle se comporterait ainsi à la façon de la tuberculine dont elle se distinguerait toutefois en suscitant des modifications organiques autres que la congestion et les troubles nerveux, qui sont généralement imputés à la lymphe de Koch.

Les phénomènes généraux provoqués par la bacillo-caséine seraient un amaigrissement et une cachexie aboutissant à la mort des animaux d'expérience. Quant aux accidents locaux, ils se caractériseraient essentiellement par des nodosités inflammatoires formées de l'afflux de polynucléaires, puis de mononucléaires. Ces lésions coexisteraient avec la métamorphose épithélioïde d'un certain nombre de cellules fixes de divers organes, du foie en particulier. Mais cette transformation épithélioïde n'aboutirait ni au développement des tubercules, ni à la fonte caséeuse ni à la sclérose, lésions qui seraient causées par les poisons adhérents du second groupe représentés par les matières adipo-cireuses, c'est-à-dire les poisons locaux caséifiants, sclérosants et tuberculisants de Jules Auclair.

Endotoxines non diffusibles ou poisons adhérents d'Auclair. — Cet auteur admet deux variétés principales de matières adipo-cireuses d'après leur solubilité soit dans l'éther, soit dans le chloroforme. Il appelle éthérobacilline les substances adipo-cireuses qui se dissolvent dans l'éther, et chloroformobacilline les substances adipo-cireuses qui se dissolvent dans le chloroforme.

L'éthérobacilline et la chloroformobacilline seraient des poisons locaux, c'est-à-dire des produits toxiques incapables d'exercer leur action en dehors de la zone où ils sont introduits artificiellement ou importés par le bacille de Koch.

A l'injection de l'éthérobacilline sous la peau succède, d'après Auclair, une réaction inflammatoire violente se terminant par un abcès caséeux. A l'instillation du même produit dans la trachée fait suite une pneumonie intense accompagnée d'une caséification plus ou moins accentuée du poumon.

Quant aux effets de la chloroformobacilline, ils se manifestent : à la peau, par une eschare qui fait place à une cicatrice épaisse; au poumon, par un état inflammatoire se rapprochant singulièrement de la pneumonie tuberculeuse de l'homme.

Dans certains cas, les réactions inflammatoires que provoquent l'éthérobacilline et la chloroformobacilline s'accompagnent de la transformation tuberculeuse des tissus tendant, soit à la caséification, soit à la sclérose, suivant le produit mis en jeu.

Divers expérimentateurs, employant l'éthérobacilline ou la chloroformobacilline, ont obtenu des résultats paraissant confirmer le pouvoir caséifiant de l'éthérobacilline, les propriétés sclérosantes de la chloroformobacilline, le pouvoir tuberculisant de l'un et de l'autre extraits. Nous rappellerons à ce sujet les expériences d'Oppenheim et de Loeper sur les glandes surrénales; de Bernard et Salomon sur le rein; d'Armand Delille sur les centres nerveux; de Courcoux et Ribadeau-Dumas sur le foie. D'autre part, Darier et Roussy auraient reproduit, avec la chloroformobacilline, des tumeurs sarcoïdes semblables à certaines lésions tuberculeuses de la peau humaine.

Ces travaux démontrent l'intérêt qui s'attache à l'étude des Poisons adhérents de J. Auclair, mais ils ne permettent point de leur attribuer une part exclusive dans la genèse des lésions graves de l'infection tuberculeuse, ni de méconnaître l'importance du terrain organique.

Nous transcrivons, à ce sujet, deux passages de la thèse consacrée au *Rôle des toxines tuberculeuses locales dans les processus tuberculeux* par P. Radiguet. Le premier passage a trait à une hypothèse de Milian :

« Milian[1] a pu avancer que les bacilles de Koch, une fois dégraissés, gardaient encore leur toxine. Cette affirmation ne peut s'entendre que des toxines solubles proprement dites, lesquelles ne sont pas dissoutes

1. Milian, Identité du bacille tuberculeux, *Revue des Hôpitaux*, janvier 1905.

par l'éther, le chloroforme ou le xylol; à moins de supposer que la pensée de cet auteur ait été de refuser aux cires la valeur d'un poison, ce qui nous paraît bien illogique. Comment, en effet, refuser le nom et la qualité de poison à des substances qui, issues du bacille de la tuberculose, ont seules la propriété de déterminer des lésions vraiment spécifiques de cette maladie. »

Le second passage concerne une expérience bien connue de H. Claude :

« H. Claude[1] inocule le bacille tuberculeux à un groupe de cobayes qu'il divise ensuite en deux parties : l'une représente les animaux témoins, l'autre ceux qui seront injectés avec de la lécithine. Les témoins meurent les premiers avec des lésions classiques de tuberculose; les animaux traités vivent plus longtemps, les réactions tuberculeuses de leurs tissus accusent une sclérogenèse manifeste. L'auteur tire de cette expérience une double conclusion : la première, c'est que la lécithine exalte la résistance des animaux à la tuberculose; la seconde, c'est que la théorie de l'origine toxique de la sclérose tuberculeuse est ici en défaut. Cette dernière étant due, d'après H. Claude, à ce fait que les tissus, rendus plus résistants ont réagi par la formation de tissu fibreux au lieu d'aboutir à la caséification.

« Que la lécithine exalte chez l'animal son pouvoir de résister à l'infection tuberculeuse, nous n'avons aucune raison particulière de ne pas accepter cette affirmation, mais nous ne voyons pas au nom de quel principe ces résultats peuvent infirmer la théorie vérifiée par les faits, de l'origine toxique de la sclérose tuberculeuse mise en avant par Jules Auclair. Il est tout aussi légitime de penser que la lécithine a créé chez les animaux traités un terrain favorable à la sécrétion, par le bacille tuberculeux du poison sclérosant, que de supposer qu'elle leur a donné une résistance qui les incite à réagir par la formation de tissu fibreux, lequel n'a même pas la propriété de les débarrasser de l'ennemi envahisseur. »

Nous citons cette argumentation de Radiguet parce qu'elle expose clairement la théorie d'Auclair, que l'on peut résumer dans les quatre propositions suivantes :

1° Les graisses et les cires du bacille de Koch sont douées de propriétés tuberculisantes, caséifiantes, sclérosantes;

1. H. Claude, *Revue de la tuberculose*, décembre 1901; *Bulletin médical*, janvier 1902.

2° Les produits autres que les éléments adipo-cireux sont dépourvus de ces propriétés[1].

3° La tuberculisation, la caséification, la sclérose sont localisées au siège des produits adipo-cireux ou à ses entours ;

4° L'influence du terrain dans la détermination des lésions provoquées par ces poisons est contingent.

La part du terrain étant mise de côté, la majorité des expérimentateurs qui ont étudié l'action des substances toxiques du bacille sur les tissus admettent, dans toute leur rigueur, les données d'Auclair que nos recherches nous amènent à rectifier en partie.

Nos expériences démontrent que l'injection sous la peau du cobaye de poisons d'origine bacillaire, indemnes de toutes traces de cire et de graisse, tarent de lésions tuberculeuses, scléreuses et caséeuses les parties les plus diverses du corps de ces animaux.

Ces faits ne retirent pas nécessairement aux graisses et aux cires le pouvoir de provoquer la tuberculisation, la sclérose, la caséification, mais ils infirment la théorie d'Auclair suivant deux de ses principes :

1° Celui qui attribue aux seuls produits adipo-cireux la métaplasie tuberculeuse, la sclérose et la caséification ;

2° Celui qui localise ces altérations des tissus à la zone infiltrée de graisses et de cires.

Les phénomènes morbides en question ne sont pas les seules modifications histologiques causées par le bacille de Koch, dont les effets irritants et altérants se manifestent encore par des réactions fluxionnaires, phagocytaires, hyperplasiques, évolutives, ou par des phénomènes de dégénérescence, dont les plus graves aboutissent à la nécrose des tissus.

Tous ces états réactionnels et dégénératifs, nous les avons reproduits, tantôt en coexistence avec la métaplasie tuberculeuse, la sclérose, la caséification, tantôt indépendamment de ces lésions, au moyen des produits extraits du bacille suivant la technique d'Ostrovsky, dont nous rappelons les principes.

1° Macération, dans l'eau distillée à 42°, de bacilles vivants, traités à l'éther sulfurique pur, puis lavés de manière à enlever toutes traces de bouillon de culture. Le liquide filtré sur bougie Chamberland est une

1. Ce sont, entre autres produits : Une matière protéique du corps bacillaire ou bacillo-caséine d'Auclair et les poisons du bouillon de culture constituant la première tuberculine de Koch. A côté de ces poisons se rangent ceux de la seconde tuberculine de Koch qui est un extrait de produits toxiques du corps bacillaire.

solution aqueuse de substances protéiques, les unes dialysables, les autres à l'état colloïdal.

2° Macération, dans l'eau distillée à 70°, de bacilles préalablement lavés, après avoir été soumis au traitement par l'éther sulfurique. Le liquide filtré, concentré au $\frac{1}{10}$, fut soumis à la dialyse, de manière à pouvoir utiliser séparément les substances dialysables et les substances colloïdales.

3° Macération, à l'eau distillée, de bacilles provenant de culture chauffée à 100°, ayant servi à l'extraction de la tuberculine.

Certains de ces produits, complètement dépourvus de cires et de graisses, étaient des substances protéiques, les unes *dialysables*, les autres *colloïdales*.

Elles provenaient { soit du bouillon de culture, soit du corps bacillaire, } chauffés, tantôt à moins de 45°, tantôt à plus de 70°.

Pour donner un premier aperçu du plan de ce mémoire, nous avons dressé le tableau de quelques-uns des produits toxiques que nous avons expérimentés et de leurs effets sur les tissus du cobaye.

Tableau de quelques produits bacillaires et de leur action sur les tissus du cobaye.

PRODUITS	EFFETS
A. — SUBSTANCES DÉPOURVUES DE CIRES ET DE GRAISSES :	
I. — *Substance chauffée à moins de 45°* :	
Extrait total : (Substances dialysable et colloïdale) du corps bacillaire ayant macéré dans l'eau distillée	Poisons tuberculisants, caséifiants, scléro-sants, nécrosants.
II. — *Substance chauffée à plus de 70°* :	
a) Substance dialysable.	Poisons déterminant des effets réactionnels multiples avec prédominance de l'hyperplasie.
b) Substance colloïdale	
B. — SUBSTANCES CONTENANT DES CIRES ET DES GRAISSES :	Hyperplasie avec hypergenèse lymphatique de type embryonnaire.
(*Solubilisées*)	

Ce que nous avons inscrit en regard de chacun de ces produits, ce n'est point l'ensemble des lésions dont il peut être l'auteur, mais l'un ou plusieurs des caractères essentiels de son action sur les tissus vivants. Ces effets sont tels que nous pouvons diviser schématiquement ces extraits du corps du bacille en deux groupes :

Celui des produits altérants ;

Celui des produits à effets réactionnels.

Les substances extraites du corps du bacille ou de ses milieux de culture ont été inoculées dans le tissu sous-cutané du cobaye à la dose de 1 centimètre cube.

Nous avons examiné, non point les modifications histologiques du territoire où fut pratiquée l'inoculation, mais celles des organes situés à distance et qui, par conséquent, avaient été influencés par toxémie.

ACTION DES POISONS DIFFUSIBLES DU BACILLE DE KOCH SUR LES TISSUS DU COBAYE

A. EXTRAIT AQUEUX TOTAL DE CORPS BACILLAIRES CHAUFFÉS A MOINS DE 45°

(Poisons tuberculisants, sclérosants, nécrosants, caséifiants.)

L'introduction de l'extrait aqueux de bacilles morts non chauffés à la dose d'un centimètre cube dans le tissu cellulaire sous-cutané du cobaye y détermine une réaction inflammatoire violente suivie d'une eschare, puis une ulcération de durée variable. Il en résulte que des substances d'origine bacillaire indemnes de graisse et de cire impriment aux tissus exposés à leur contact des modifications comparables à celles que provoquent les poisons adipo-cireux de J. Auclair.

Nous n'insisterons pas sur cette action locale de l'extrait aqueux, dont l'intérêt est médiocre, auprès des effets dégénératifs, nécrotiques et suppuratifs que ce produit exerce sur les organes les plus divers, par conséquent *à distance du lieu où il a été injecté.*

Poumon (Pl. II à IX). — A un faible grossissement, le poumon se montre parsemé de tubercules[1] à centre généralement nécrosé et caséifié, de larges plaques de sclérose, de minimes foyers de nécrose ordinaire.

Ces lésions sont associées à l'emphysème et l'atélectasie, à une hyperémie plus ou moins diffuse, à la bronchopneumonie, à une inflammation de la partie corticale du poumon compliquée de pleurésie sèche.

Tubercules (Pl. II, III, IV). — Quelques-uns des tubercules sont réduits à de simples follicules exclusivement composés de cellules épithélioïdes, mais la plupart d'entre eux proviennent de l'agglomération de follicules reconnaissables à la disposition concentrique de leurs

1 Les poisons diffusibles du bacille déterminent la métaplasie tuberculeuse diffuse beaucoup plus fréquemment que la métaplasie tuberculeuse folliculaire. Néanmoins nous avons choisi, pour notre description, les effets correspondants à la mise en jeu de ceux des poisons qui ont provoqué la deuxième sorte de métaplasie tuberculeuse, parce qu'elle est la plus expressive.

PLANCHE I.

POUMON

Coupe de poumons de cobaye normal. — Section des rameaux broncho-artériels avec leurs bronches *B*, les rameaux de l'artère pulmonaire *A*, les vaisseaux lymphatiques *L* engainés dans le tissu conjonctif à texture fibreuse lâche ou adipeuse. — Dans le parenchyme intermédiaire on aperçoit la section des petites bronches ou des veines pulmonaires *VP*. (Grossissement 30 diamètres.)

PLANCHE I

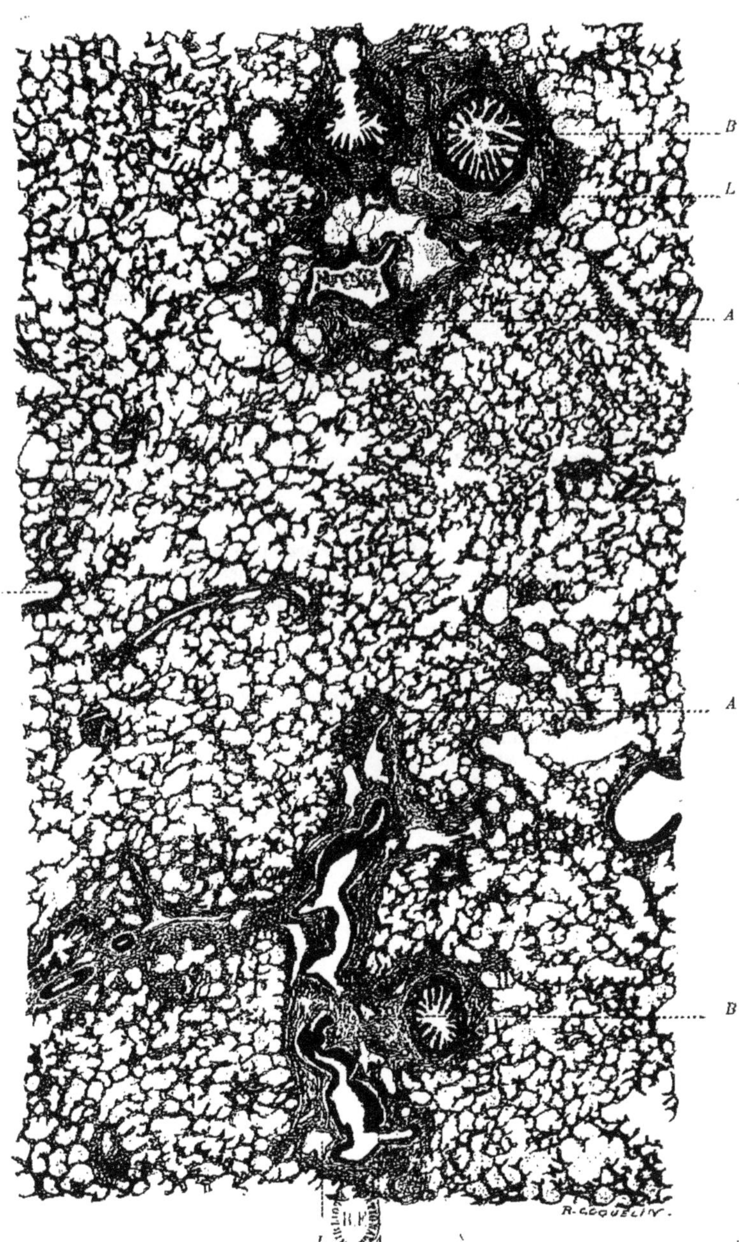

Planche II.

POUMON

Action des substances diffusibles du corps bacillaire chauffées à moins de 45° sur le poumon. (Tuberculose, sclérose, pneumonie.) — Le parenchyme pulmonaire est parsemé de tubercules *T*, de dimensions différentes. — La gaine conjonctive *BA BA'* est transformée en blocs scléreux engainant des bronches altérées, des artères atteintes de vascularité oblitérante ; les capillaires lymphatiques y sont presque complètement effacés. *a*. Portion de la gaine commune où persiste un petit îlot de tissu adipeux et en dégénérescence fibreuse.

La paroi de l'artère pulmonaire *A* est très épaissie et scléreuse ; la bronche *B*, très altérée, a perdu son épithélium sur une partie de son pourtour. Le tiret *B* traverse une bronche en partie oblitérée par son épithélium en prolifération dégénérative.

BA'. Portion de la gaine conjonctive péri-bronchique et péri-artérielle où l'on peut remarquer un rameau *a'* de l'artère pulmonaire rétrécie par artérite.

A. Artère pulmonaire à paroi sclérosée.

(Grossissement 30 diamètres.)

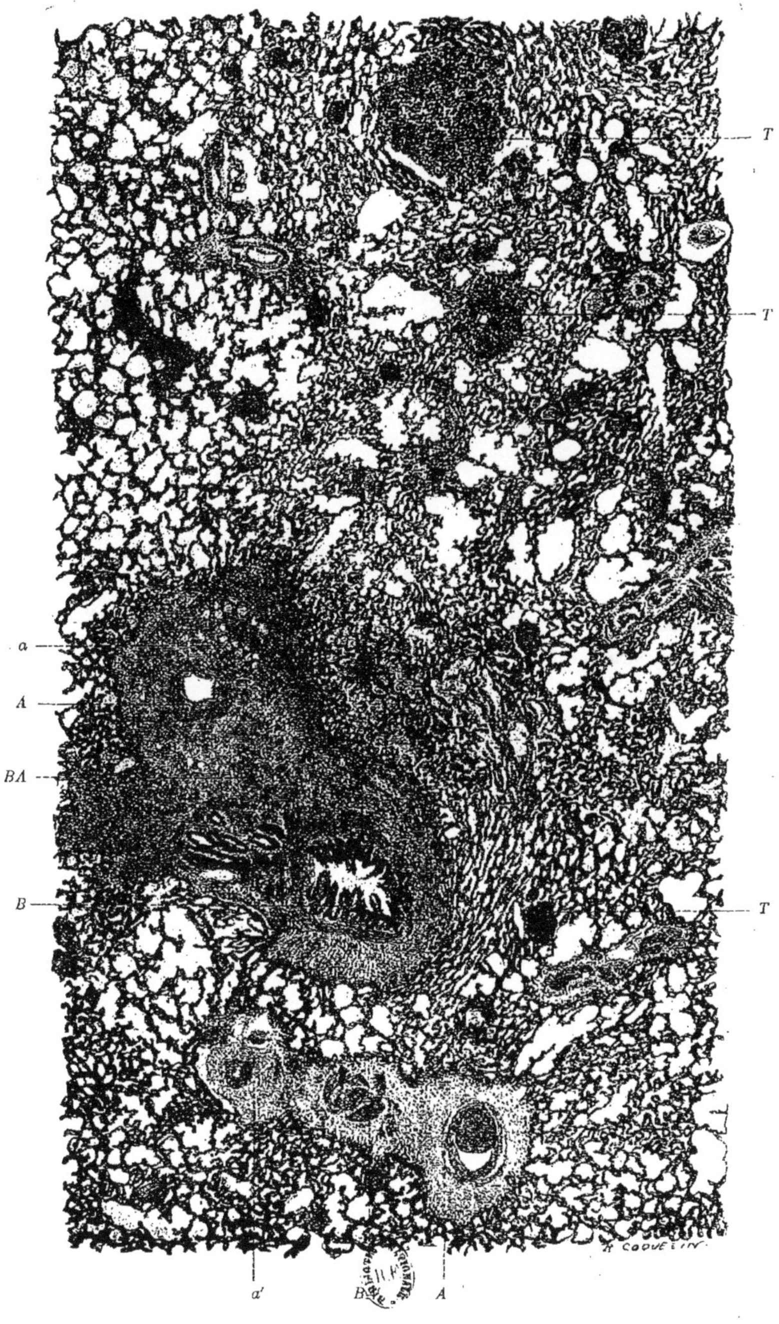

PLANCHE II

T
T
a
A
BA
B
T
a'
B
A

PLANCHE III.

POUMON

Actions de poisons diffusibles du corps bacillaire chauffés à moins de 45°. — Tubercules. — *T* Un des tubercules de la planche II, à un grossissement de 97 diamètres.

La partie centrale *c* en est nécrosée et en partie caséifiée.

PLANCHE III

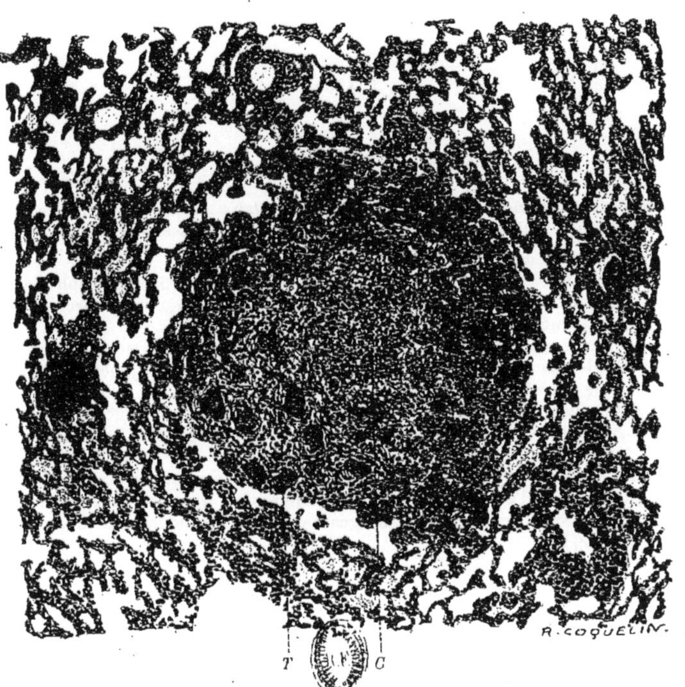

Planche IV.

POUMON

Action des substances diffusibles du corps bacillaire chauffées à moins de 45°. — *Tubercule.* — Tubercule pulmonaire vu à un fort grossissement (500 diamètres).

A. Bordure de la partie centrale nécrosée et caséifiée.

A'. Portion intermédiaire à la zone de nécrose et à la partie périphérique du tubercule encore infiltré de polynucléaires et de mononucléaires en dégénérescence.

B. Partie périphérique du tubercule constituée par la métaplasie épithélioïde des parois alvéolaires et des cellules lympho-conjonctives émigrées dans les alvéoles.

I. Alvéoles adjacents au tubercule à parois épaissies par l'accumulation des cellules lympho-conjonctives dont une partie émigre dans les cavités alvéolaires.

Les cellules lympho-conjonctives sont libres dans certaines alvéoles, I; agrégées dans d'autres alvéoles, II; fusionnées ou hypertrophiées de manière à se transformer en cellules géantes à noyaux bourgeonnants ou multiples, III.

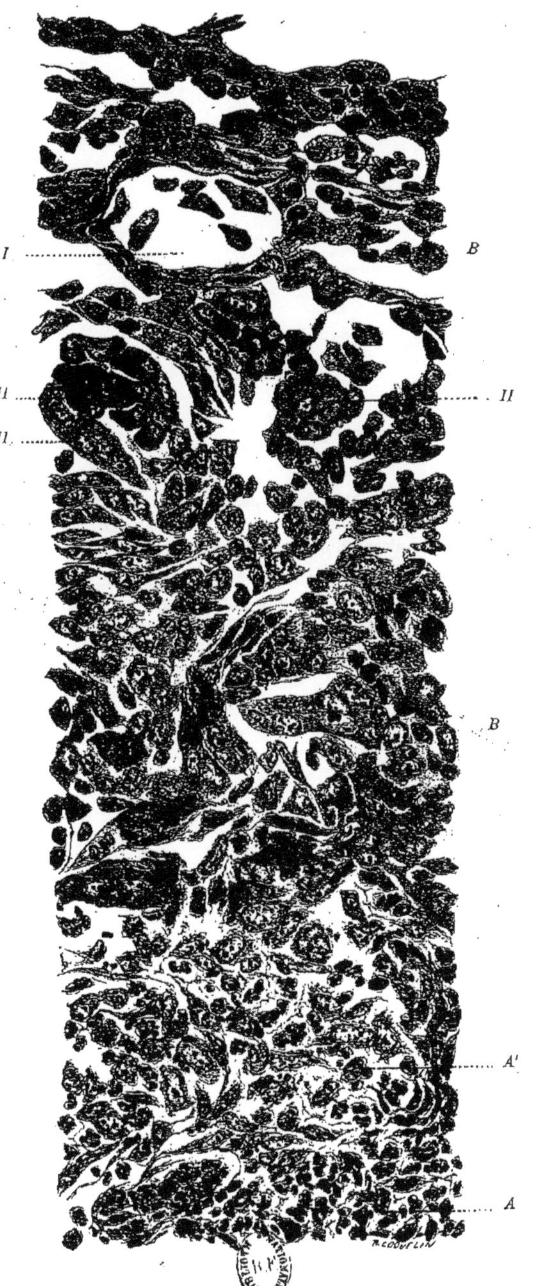
I
B
II
II
III
B
A'
A

Planche V.

POUMON

Action des substances diffusibles du corps bacillaire chauffées à moins de 45°. — Sclérose bronchique et péribronchique. — Rameau correspondant à *B* de la Planche II, à un grossissement de 12 diamètres.

Dans la gaine conjonctive, transformée en un bloc scléreux, apparaît une section de l'artère pulmonaire *A* à paroi hypertrophiée. En *B* coupe latérale d'une bronche au niveau des muscles bronchiques.

c et *c'*, petits groupes cellulaires reliquats d'infiltration inflammatoire remplacée par la sclérose.

PLANCHE V

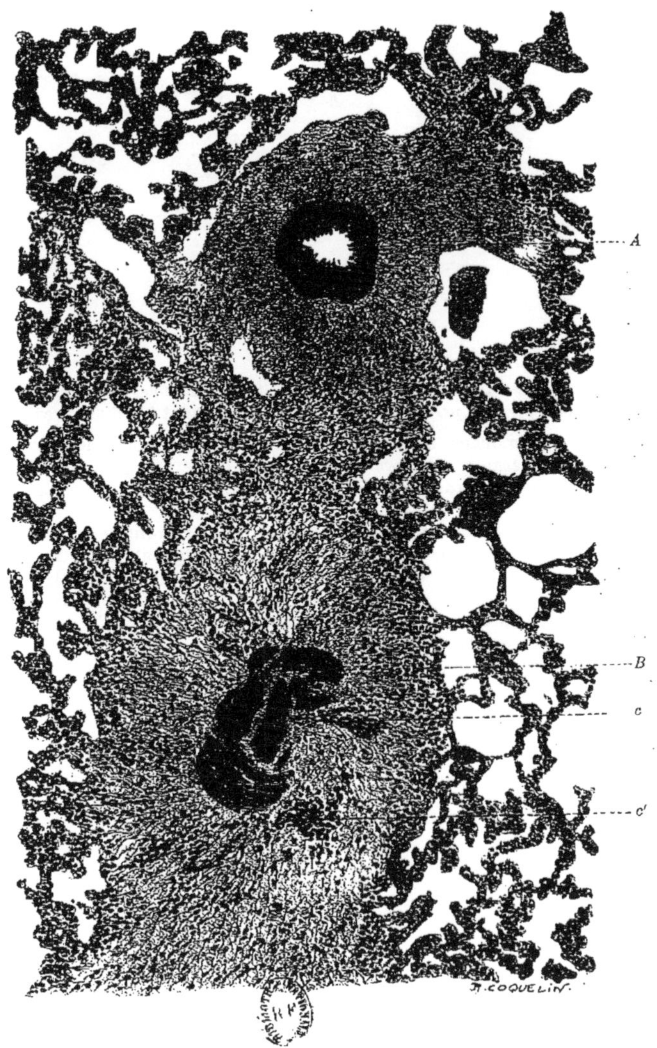

Planche VI.

POUMON

Action des substances diffusibles du corps bacillaire chauffées à moins de 45°. — Sclérose bronchique et péribronchique. — (Grossissement 317 diamètres.)

A. Artère pulmonaire à parois épaissies et en partie obstruée par l'endartérite oblitérante. L'artère est plongée dans une gangue fibreuse à laquelle se raccordent les travées pulmonaires plus ou moins épaissies et fibreuses.

B. Bronche acineuse dont les cellules épithéliales prolifèrent, se disposent en amas épais, bourgeonnants, puis se disjoignent, tombent dans les cavités acineuses où elles se mélangent en *bb* avec les cellules lympho-conjonctives.

(Pneumonie tendant à l'évolution tuberculeuse.)

PLANCHE VI

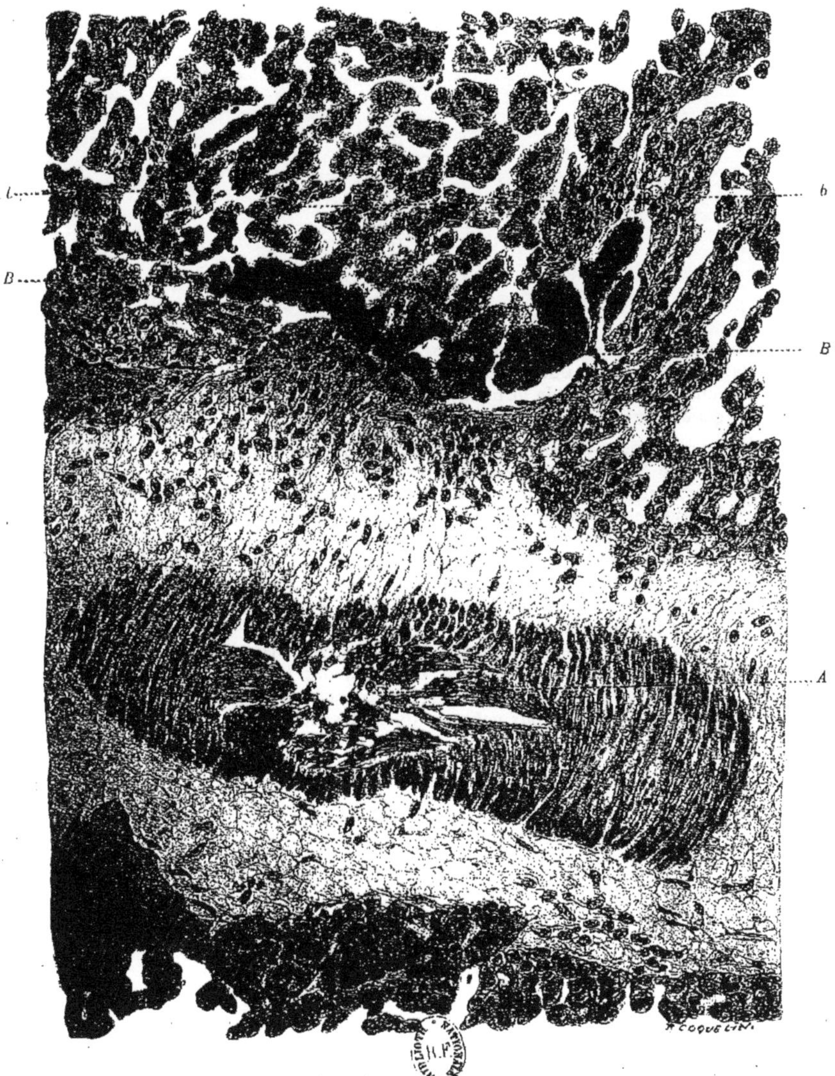

Planche VII.

POUMON

Action des substances diffusibles du corps bacillaire chauffées à moins de 45°. — La planche représente une bronche à parois P épaissies et sclérosées dont l'épithélium prolifère sous la forme de végétations papillomateuses. (Grossissement 465 diamètres.)

La comparaison de cette planche avec la planche présentée plus loin (XXVII) montre la différence existant entre l'état inflammatoire des bronches modifiées par l'extrait chauffé à moins de 45° et celui que détermine la substance dialysable des corps bacillaires chauffés à plus de 70°.

Sous l'influence des produits diaysables et colloïdaux chauffés à moins de 45°, se produit une sclérose intense de la paroi bronchique *P*, dans laquelle apparaissent de nombreux fibroblastes *f* et les fibres musculaires lisses *Fm* atrophiées; l'épithélium bronchique prolifère sous la forme papillomateuse en *p*.

La structure des végétations est tout à fait comparable à celle des végétations papillomateuses du type embryonnaire le plus pur; certaines des cellules épithéliales desquament en conservant le type embryonnaire. Cet état papillomateux est suivi de la dégénérescence et de la fonte des cellules.

PLANCHE VII

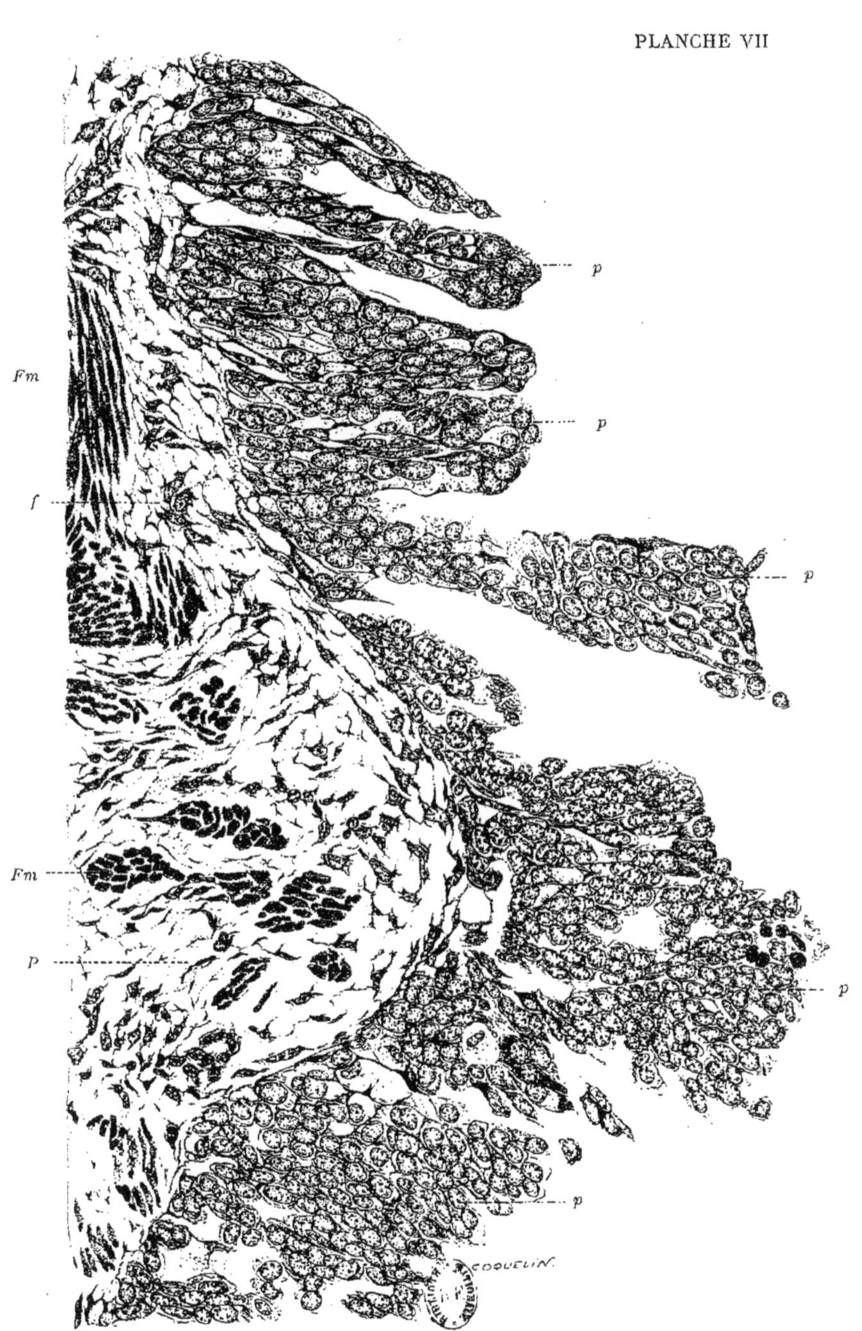

cellules épithélioïdes, entourant çà et là une cellule géante. Leur partie centrale, généralement nécrosée et caséifiée, est occupée par de nombreux polynucléaires et des mononucléaires participant à la nécrose et à la caséification.

Les tubercules se développent généralement dans les portions du parenchyme intermédiaire aux bronches et aux veines pulmonaires. Cependant quelques-uns de ces néoplasmes siègent au pourtour des infundibula, à côté des veinules pulmonaires ou dans les carrefours conjonctivo-vasculaires intermédiaires aux lobules du poumon. Dans tous les cas, ils procèdent essentiellement de la métaplasie épithélioïde et de l'ordination concentrique des cellules lympho-conjonctives ou interstitielles[1] du poumon (grands macrophages de Metchnikoff) et accessoirement des éléments fixes de cet organe.

Les tubercules sont contigus ou incorporés à des îlots de pneumonie et de broncho-pneumonie dont la structure présente des traits particuliers, parmi lesquels dominent les altérations graves des bronchioles, la prévalence du rôle des cellules interstitielles sur celui des autres éléments figurés.

L'épithélium des bronchioles qui centrent les îlots de broncho-pneumonie prolifère en sortes de végétations papillomateuses. Les cellules constituant les boyaux épithéliaux ont perdu leur forme ordinaire, soit pour fusionner en masses plasmodiales, soit pour devenir des éléments arrondis à noyaux volumineux entourés d'une mince couche protoplasmique. La partie des cellules épithéliales ainsi modifiées se détruit et contribue à obstruer la cavité bronchique. Quant à l'inflammation du parenchyme, elle est essentiellement caractérisée par l'agglomération des cellules interstitielles dans les alvéoles

1. Malgré leur caractère de cellules lymphatiques à type de macrophage, la plupart des cellules interstitielles du poumon appartiennent en propre au tissu de cet organe. Certes, elles peuvent procéder de la rate ou de n'importe quel autre viscère à structure lymphoïde, puisque les mononucléaires de toute provenance sont capables de se fixer dans le poumon et de s'y transformer, comme dans n'importe quel autre territoire conjonctif, en grandes cellules interstitielles à type de macrophage ou de clasmatocyte (Dominici). En fait, les cellules interstitielles du poumon proviennent essentiellement de l'appareil lymphoïde propre de cet organe représenté par des follicules siégeant soit aux fourches des rameaux broncho-artériels, soit au pourtour des veinules pulmonaires, soit sous le feuillet pleural, soit dans les carrefours inter-lobulaires. Ces nodules lymphoïdes ont été décrits pour la première fois par M. Metchnikoff. D'après les recherches de Dominici les cellules issues de ces follicules gagnent les espaces lymphatiques situés dans l'épaisseur des trouées alvéolaires où une partie d'entre elles peut séjourner, sinon d'une façon définitive, du moins pendant un temps prolongé à la façon de toutes les cellules lympho-conjonctives ou interstitielles qui sont d'autre part des macrophages.

Planche VIII.

POUMON

Action des poisons diffusibles du corps bacillaire chauffés à moins de 45°. — Pneumonie corticale et pleurésie. — Pneumonie tuberculeuse diffuse de la périphérie du poumon. (Grossissement 535 diamètres.)

En dedans du feuillet viscéral de la plèvre *Pl* dissocié ou nécrosé, les travées alvéolaires et les alvéoles sont confondus en un réseau de cellules fixes dont les mailles sont bourrées de cellules lympho-conjonctives.

L'alvéole *a*, dépourvu d'éléments figurés, est bordé par une paroi bourrée de cellules lympho-conjonctives, dont une partie sont atteintes, ainsi que le tissu conjonctif, de dégénérescence acidophile et hyaline et de nécrose condensante.

Tr, travée alvéolaire épaissie, en dégénérescence hyaline et acidophile. — En dehors du feuillet viscéral de la plèvre *Pl* apparaissent des masses plasmodiales *p* ou de volumineuses cellules embryonnaires à protoplasma basophile provenant, soit de l'endothélium pleural, soit des cellules lympho-conjonctives migratrices issues du parenchyme pulmonaire. Ces éléments sont entremêlés à de rares polynucléaires et à des cellules lymphatiques de tailles différentes.

PLANCHE VIII

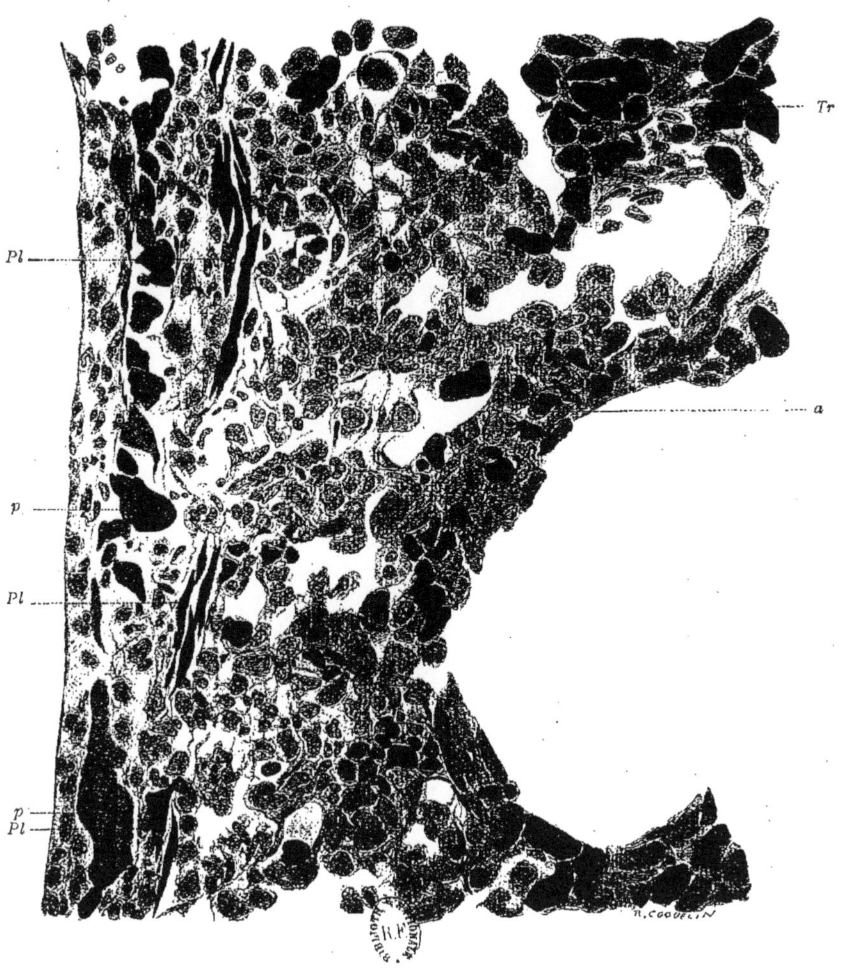

pulmonaires ou dans l'épaisseur des travées alvéolaires, les autres éléments de l'état inflammatoire, la congestion des globules rouges et des polynucléaires, étant peu accentués, ainsi que la phagocytose.

En certains points, les cellules interstitielles subissent la transformation épithélioïde de telle façon qu'une partie du tissu inflammatoire se transforme en une sorte de tissu tuberculeux diffus; en d'autres points. s'ébauche une évolution scléreuse. Cette tendance à l'évolution scléreuse est particulièrement marquée à la périphérie du poumon, où les cellules lympho-conjonctives épanchées dans les alvéoles, celles qui occupent l'épaisseur des travées alvéolaires, s'allongent, se ramifient, s'unissent en un réseau continu, parcouru par des fibrilles de substance collagène.

Le feuillet viscéral de la plèvre (Pl. VIII) participe à ce processus inflammatoire; son endothélium se transforme en une couche protoplasmique épaisse à noyaux volumineux et stratifiés ou se décompose en cellules de configuration ovoïde ou arrondie, qui émigrent dans les interstices d'un réseau fibrineux épanché à la surface de la séreuse. D'autres cellules migratrices viennent les rejoindre, qui ne sont, pour la plupart, que des cellules interstitielles du poumon mélangées à de rares leucocytes mononucléaires et polynucléaires.

La prédominance des grandes cellules lymphatiques sur les autres éléments, leur tendance à fusionner en masses plasmodiales — ébauche de cellules géantes — donnent à l'inflammation de la partie corticopleurale du poumon un caractère tuberculeux. Ce caractère est accentué par une dégénérescence et une nécrose vitreuses d'une partie de la paroi des vaisseaux capillaires sanguins, ou encore par la nécrose ordinaire ou pycnotique d'une partie du feuillet pleural.

La nécrose peut se manifester ordinaire en dehors des lésions pneumoniques. La planche IX en donne un exemple net, car elle montre une veinule et ses entours transformés en un magma rouge et violet formé par les débris encore reconnaissables de la veine et du tissu conjonctif qui l'environne, des capillaires sanguins et des cellules interstitielles de l'endothélium appartenant aux travées alvéolaires adjacentes.

Sclérose. — Une sclérose très accentuée altère la structure des rameaux des bronches et de l'artère pulmonaire et du tissu conjonctif intermédiaire. Les caractères en deviennent évidents par la comparaison des planches I à VI qui opposent la structure du poumon normal à

Planche IX.

POUMON

Action des substances diffusibles chauffées à moins de 45°. — Nécrose. — Nécrose ordinaire ou pycnotique de la paroi d'une veine pulmonaire *VP* et de ses entours. (Grossissement 560 diamètres.)

La nécrose de la paroi de la veinule est indiquée par sa dislocation et par la fusion des noyaux en blocs fortement teintés par les couleurs basiques *Vp*.

Les alvéoles pulmonaires *a* entourant la veine sont rétrécis. Les parois alvéolaires sont amincies; les noyaux, nécrosés, y marquent leur présence par des masses opaques basophiles. Le bloc de nécrose est entouré par un infiltrat hémorragique, au niveau duquel les travées alvéolaires sont en partie rompues.

Au delà de cette zone, les alvéoles pulmonaires *A* et leurs parois *p* présentent une structure à peu près normale; elles contiennent, suivant la règle, des grandes cellules lympho-conjonctives infiltrées dans les vaisseaux et interstices lymphatiques trabéculaires.

PLANCHE IX

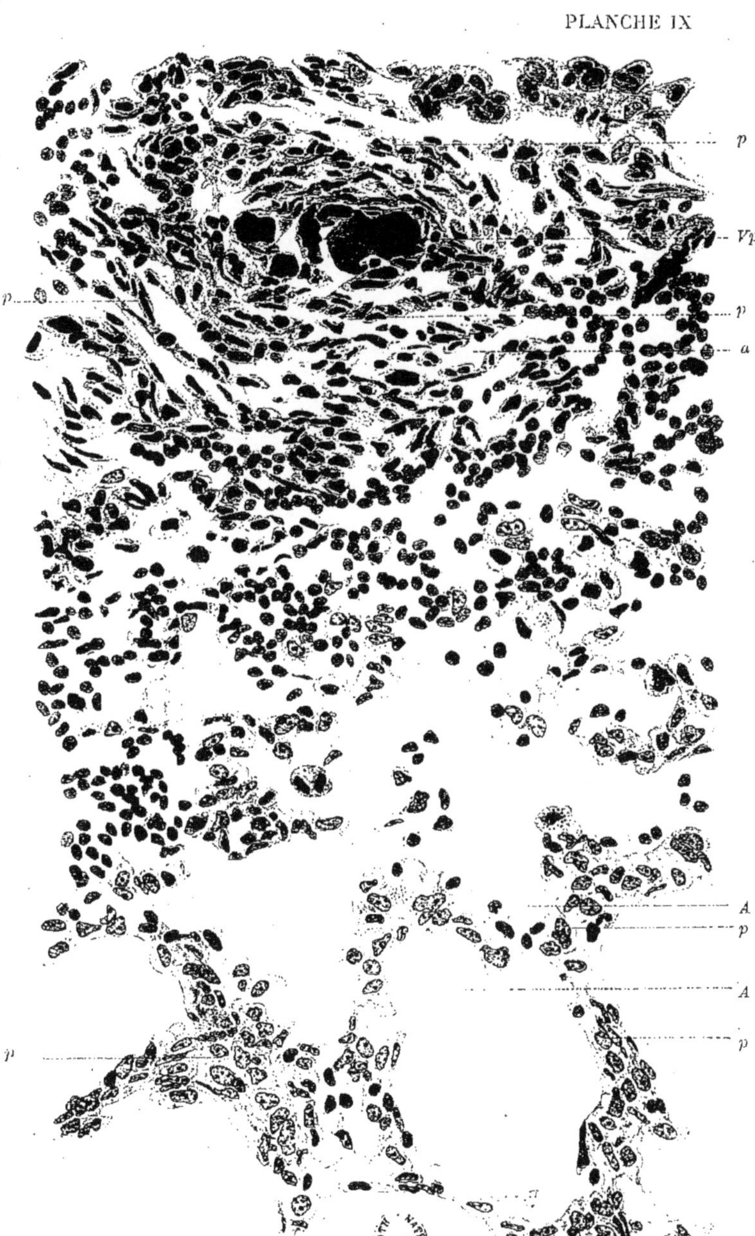

celle du poumon modifié par l'extrait aqueux des corps bacillaires non chauffés.

Les ramifications de l'artère pulmonaire, les bronches et leurs appareils cartilagineux et musculaires lisses se montrent plus ou moins altérés dans l'enveloppe conjonctive commune épaissie et métamorphosée en une gangue fibreuse, dense, indurée, fendillée par de rares vaisseaux lymphatiques resserrés en sortes de fentes étroites. Cette transformation fibreuse commence par une période inflammatoire, où la surproduction de fibres conjonctives est accompagnée de l'hypertrophie et de la multiplication du noyau et du protoplasma, de tous les éléments cellulaires de la région : vésicules adipeuses, cellules fixes du tissu conjonctif lâche, cellules des parois vasculaires y compris les éléments des endothéliums, cellules conjonctives des parois bronchiques ; quant à l'épithélium des bronches il prolifère en énormes amas obstruant le canal bronchique. Les cellules épithéliales subissent les modifications que nous avons indiquées, c'est-à-dire la fusion en masses plasmodiales ou la transformation embryonnaire. (Pl. VII.)

A cette phase de sclérose hypertrophique succède celle de sclérose dystrophique qui atteint, avec la gaine conjonctivo-vasculaire, les artères pulmonaires et les canaux bronchiques.

La destruction des bronchioles peut être poussée à un tel degré que la trace en disparaît complètement ou ne reste reconnaissable qu'à la persistance de résidus cartilagineux, de faisceaux musculaires lisses, de cellules épithéliales arrondies simulant des éléments lymphoïdes.

La marche de la sclérose broncho-artérielle et celle des autres lésions pulmonaires démontrent que les effets de l'extrait aqueux sont un processus inflammatoire diffus dont les réactions sont amoindries, dénaturées, supplantées par des lésions dégénératives ou nécrotiques. Cette loi est démontrée par les modifications d'autres viscères, tels que le foie, par exemple.

Foie. (Pl. X à XVI.) — Les recherches concernant la tuberculose du foie, depuis les mémorables travaux de Lauth, Hutinel, Hanot, Gilbert, Sabourin, jusqu'aux recherches plus récentes de Triboulet, Jousset, Blondin, etc., prouvent que l'intoxication bacillaire y détermine les modifications les plus variables telles que la nécrose massive du parenchyme ou encore ces lésions scléreuses dont Chauffard a pu dire qu'il existe non pas une mais plusieurs cirrhoses tuberculeuses du foie.

Ce que nous avons réalisé par l'extrait aqueux du corps bacillaire, ce n'est ni l'un ni l'autre de ces états pathologiques extrêmes, mais une hépatite diffuse parenchymateuse et interstitielle, marquée de tuberculisation, de caséification et d'autres modes de dégénérescence et de nécrose.

A un grossissement de 25 ou 40 diamètres (Pl. X), la structure du foie présente un aspect insolite dû à la présence de nodules arrondis de dimensions variables, à un certain élargissement des espaces portes et de la paroi des veines sus-hépatiques, à l'atrophie des travées épithéliales péri-portales et péri-sus-hépatiques et à leur disposition radiée.

A un grossissement plus fort (Pl. XI), on reconnaît dans ces nodules arrondis de véritables tubercules situés dans les espaces portes sur les confins des veines sus-hépatiques, sous le feuillet pleural ou dans les espaces intermédiaires aux veines sus-hépatiques et aux espaces portes.

Entre les nodules tuberculeux se manifeste la réaction interstitielle diffuse dont nous avons parlé et que caractérisent l'hypertrophie et la multiplication des cellules fixes des espaces portes, des zones péri-sus hépatiques de la région sous-capsulaire, de tout le réseau des cellules de Küpffer[1], et enfin la transformation d'une partie des cellules lympho-conjonctives en cellules anastomotiques.

Réaction conjonctivo-vasculaire diffuse. — Au niveau des espaces portes l'endothélium des vaisseaux sanguins est tuméfié, l'épithélium des canaux biliaires est en prolifération. Les travées cellulaires péri-portales sont disséquées par le tissu conjonctif qui peut les modeler en façon de néo-canalicule biliaire. Quant aux veines sus-hépatiques, elles s'entourent d'une gaine conjonctive plus ou moins épaisse en transformation fibreuse qui se continue par des expansions disposées en rayons de roue entre les travées hépatiques atrophiées et rectilignes. (Pl. XIV.)

Le tissu conjonctif péri-sus-hépatique, celui des espaces portes, celui de la capsule de Glisson sont réunis par le réseau ininterrompu des cellules de Küpffer hypertrophiées dont les mailles logent des polynucléaires en petit nombre, des cellules lympho-conjonctives en plus grand nombre, des cellules hépatiques altérées.

Certaines des cellules hépatiques sont en état d'hypertrophie réac-

1. Ce fait contribue à démontrer l'importance extrême en pathologie des cellules de Kupffer sur laquelle ont déjà insisté Gilbert, Carnot et Jomier.

tionnelle, mais un grand nombre dégénèrent suivant des modes variés : atrophie, dégénérescence trouble, nécrose acidophile ou vitreuse, nécrose basophile ou pycnotique, dégénérescence granulo-graisseuse.

De son côté, le tissu conjonctivo-vasculaire peut être frappé de lésions dégénératives, à commencer par la dégénérescence tuberculeuse.

Tuberculisation. — L'évolution tuberculeuse de ce tissu résulte, suivant la règle, de la métaplasie épithélioïde de ses éléments : cellules lympho-conjonctives, cellules fixes des espaces portes et des expansions glissonniennes, cellules propres des parois des canaux biliaires, des vaisseaux sanguins et lymphatiques, cellules hypertrophiées et en voie de multiplication du réseau de Kupffer. (Pl. XII, XIII.)

Nodulaires ou diffuses, les masses tuberculeuses sont généralement transformées dans leur partie centrale en un magma caséeux où se confondent les débris des cellules épithélioïdes, des cellules hépatiques (cellules épithéliales proprement dites), des leucocytes.

Dans les zones tuberculisées, indemnes de caséification, les cellules hépatiques (cellules épithéliales) et les cellules épithélioïdes se ressemblent par deux caractères communs qui sont : l'affinité de leur protoplasma pour les teintures acides et la coloration claire de leurs noyaux. Néanmoins, les cellules hépatiques (épithéliales) restent distinctes des cellules épithélioïdes par leurs dimensions plus grandes, par leur inaptitude à s'anastomoser avec ces derniers éléments, par leur destruction dans les parties du tubercule où les cellules épithélioïdes sont encore vivaces[1].

D'autre part, il n'est aucune portion du foie où l'on ne trouve des lésions dégénératives d'une partie des cellules hépatiques ou du stroma conjonctivo-vasculaire associées aux réactions inflammatoires. Si l'on met de côté cette atrophie des cellules épithéliales que nous avons vu être si développée dans les zones péri-sus-hépatiques (Pl. XIV), les modifications dégénératives sont de la plus haute gravité, puisqu'elles aboutissent à la nécrose vitreuse ou acidophile, à la nécrose basophile ou pycnotique, à la fonte granulo-graisseuse.

La *dégénérescence acidophile ou vitreuse* (Pl. XVI) se caractérise par l'effacement de la structure du noyau des cellules, qui apparaît comme

1. De même que METCHNIKOFF et GILBERT, nous n'avons jamais vu la cellule épithélioïde s'incorporer aux tubercules en qualité de cellule épithélioïde.

PLANCHE X.

FOIE

Action des poisons diffusibles du corps bacillaire chauffés à moins de 45°. — Tubercules, atrophie des trabécules épithéliales. — Coupe du foie, parsemé de tubercules *T*, à centre généralement caséifié, de situation variable. (Grossissement 25 diamètres).

Les espaces portes ne présentent aucun caractère notable à ce grossissement.

Certaines veines sus-hépatiques *SH* ont leur paroi en partie hypertrophiée et adjacente à de petits placards fibreux.

Les travées épithéliales adjacentes aux veines sus-épithéliales présentent généralement une disposition radiée particulière due à leur atrophie, laquelle est liée à l'hypertrophie des cellules de Kupffer.

S. Veine sus-hépatique normale.

PLANCHE X

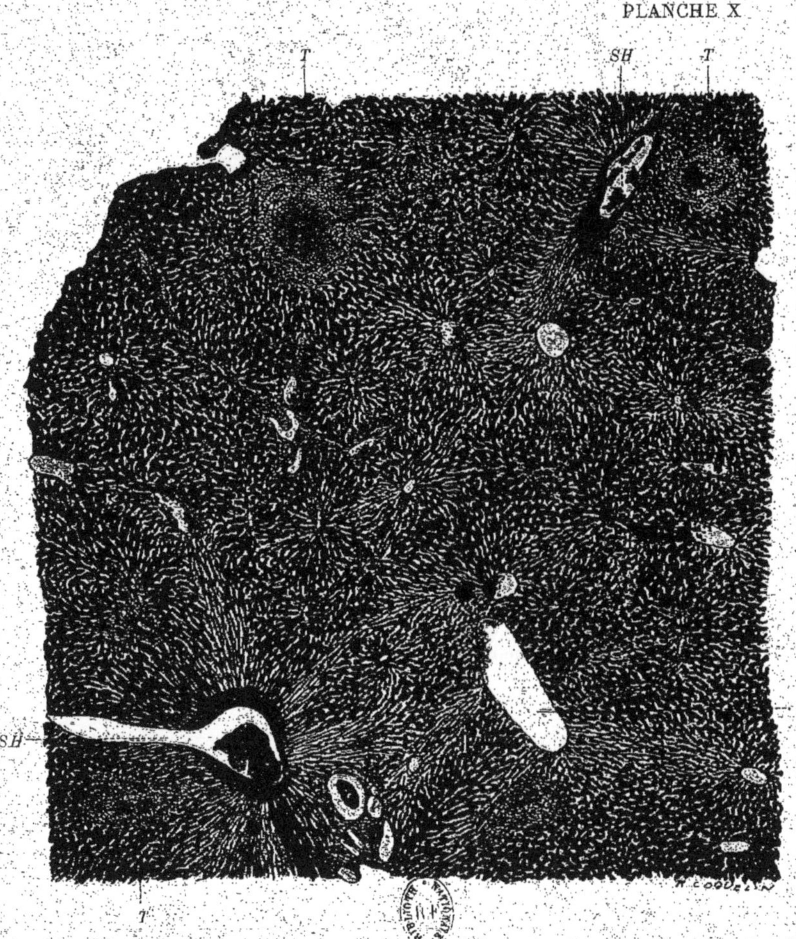

Planche XI.

FOIE

Action des substances diffusibles du corps bacillaire chauffées à moins de 45°. — Tubercule. Hépatite diffuse. — Au-dessous de la capsule *C*, légèrement épaissie, on aperçoit trois tubercules en formation : l'un, *T*, adjacent à la capsule l'autre *T'* situé sous le précédent, et englobant à la fois un espace porte et le parenchyme périportal. — Le tubercule *T'* contient deux pseudo-canalicules biliaires dont les cellules prolifèrent à l'état embryonnaire. — A droite de ces pseudo-canalicules biliaires, en *h*, le tubercule est en état de nécrose et présente des cellules hépatiques en dégénérescence vitreuse.

Un 3e tubercule *T''* est représenté partiellement.

Le foie est le siège d'une réaction diffuse de tout le tractus formé par les cellules de Kupffer et les capillaires s'étendant des espaces portes aux veines sus-hépatiques *SH*, et en liaison avec le développement des tubercules.

(Grossissement 74 diamètres.)

PLANCHE XI

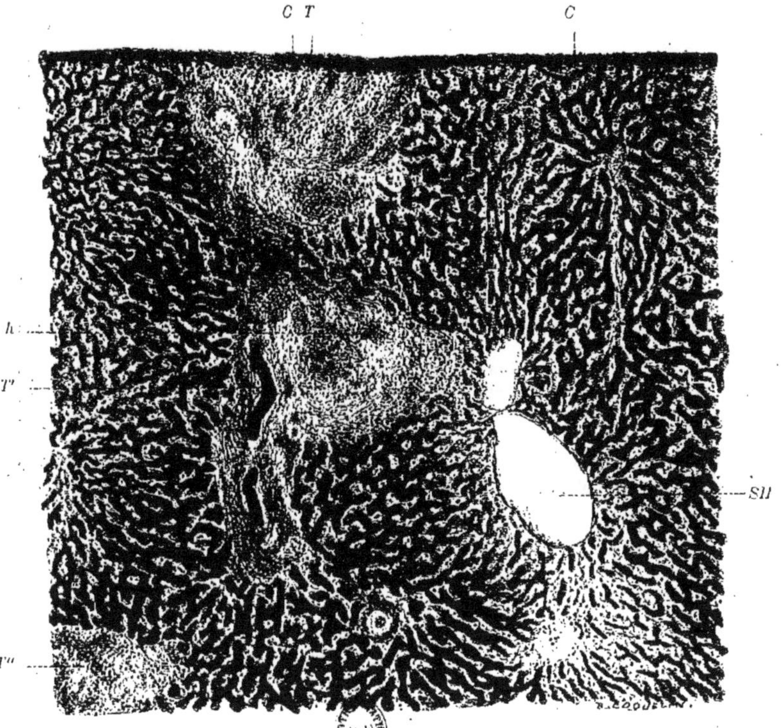

Planche XII.

FOIE

Action des poisons diffusibles du corps bacillaire chauffés à moins de 45° sur le foie. — Tubercule du foie à un grossissement de 600 diamètres.

Dans la partie centrale caséeuse *C*, apparaissent des cellules hépatiques *h h h* nécrosées.

A la bordure du tubercule, les cellules hépatiques *H* sont dissociées par la prolifération des cellules de Kupffer qui s'unissent en un réseau continu, logeant quelques cellules lympho-conjonctives et, tout à fait exceptionnellement, des polynucléaires.

Il est facile de se rendre compte que la formation du tubercule procède essentiellement de l'hypergenèse des cellules de Kupffer.

PLANCHE XII

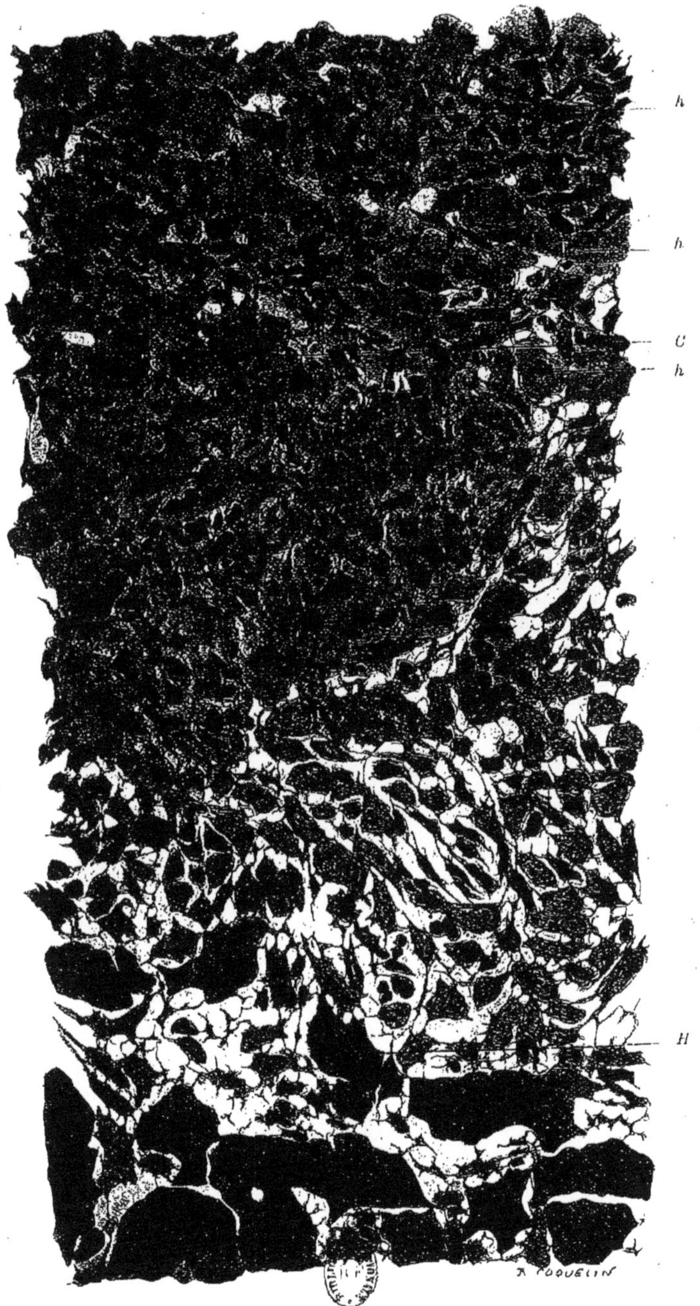

PLANCHE XIII.

FOIE

Action des substances diffusibles du corps bacillaire chauffées à moins de 45° sur le foie. — Bordure d'un tubercule du foie englobant les cellules hépatiques atteintes de nécrose acidophile et liquéfiante *h*. La plupart des noyaux sont en voie d'effacement.

A l'exception de l'interstice I qui contient un certain nombre de cellules lympho-conjonctives, le tubercule se montre formé par le réseau des cellules fixes de Kupffer, qui écarte et dissocie les travées épithéliales.

(Grossissement 632 diamètres.)

PLANCHE XIII

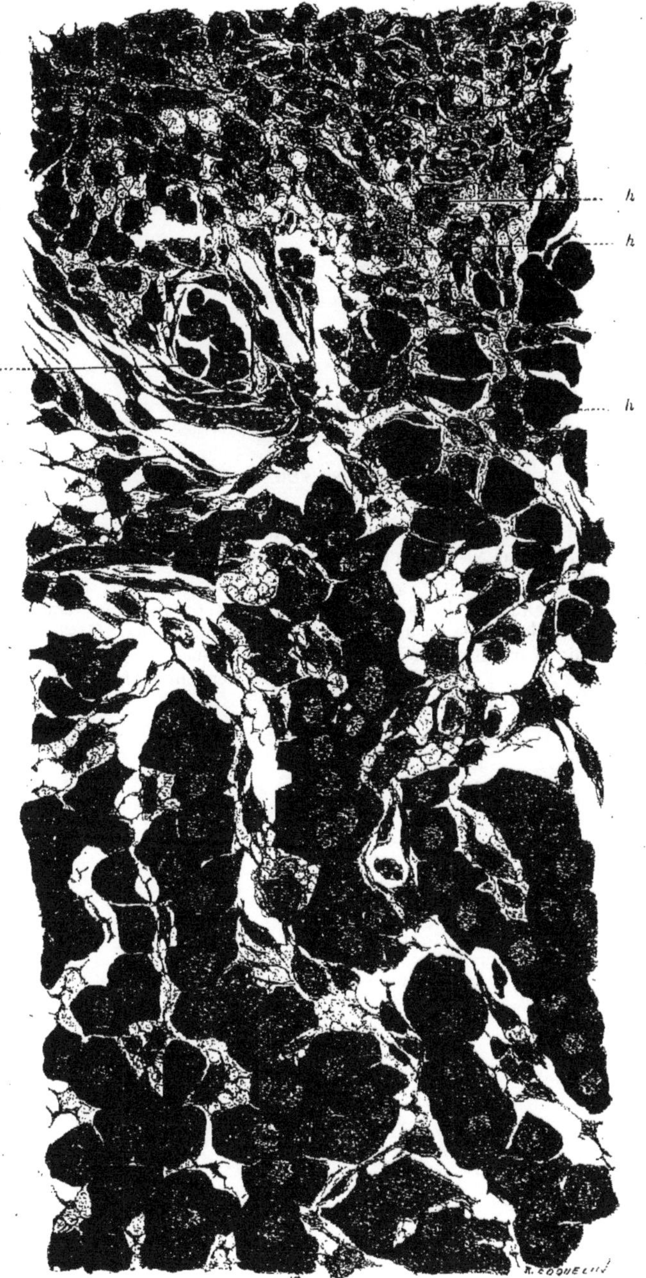

Planche XIV.

FOIE

Action des poisons diffusibles chauffés à moins de 45° sur le foie. — Début de sclérose. — Zone sus-hépatique en début de transformation scléreuse. (Grossissement 504 diamètres.

L'endothélium *E* de la veine prolifère; la paroi de la veine *P* sus-hépatique épaissit; le tissu conjonctif péri-sus-hépatique *SH* s'hypertrophie et subit la transformation fibreuse; il est creusé de grands sinus lymphatiques *SL*. Les cellules de Küpffer *K* commencent à s'hypertrophier entre les cellules hépatiques atrophiées.

PLANCHE XIV

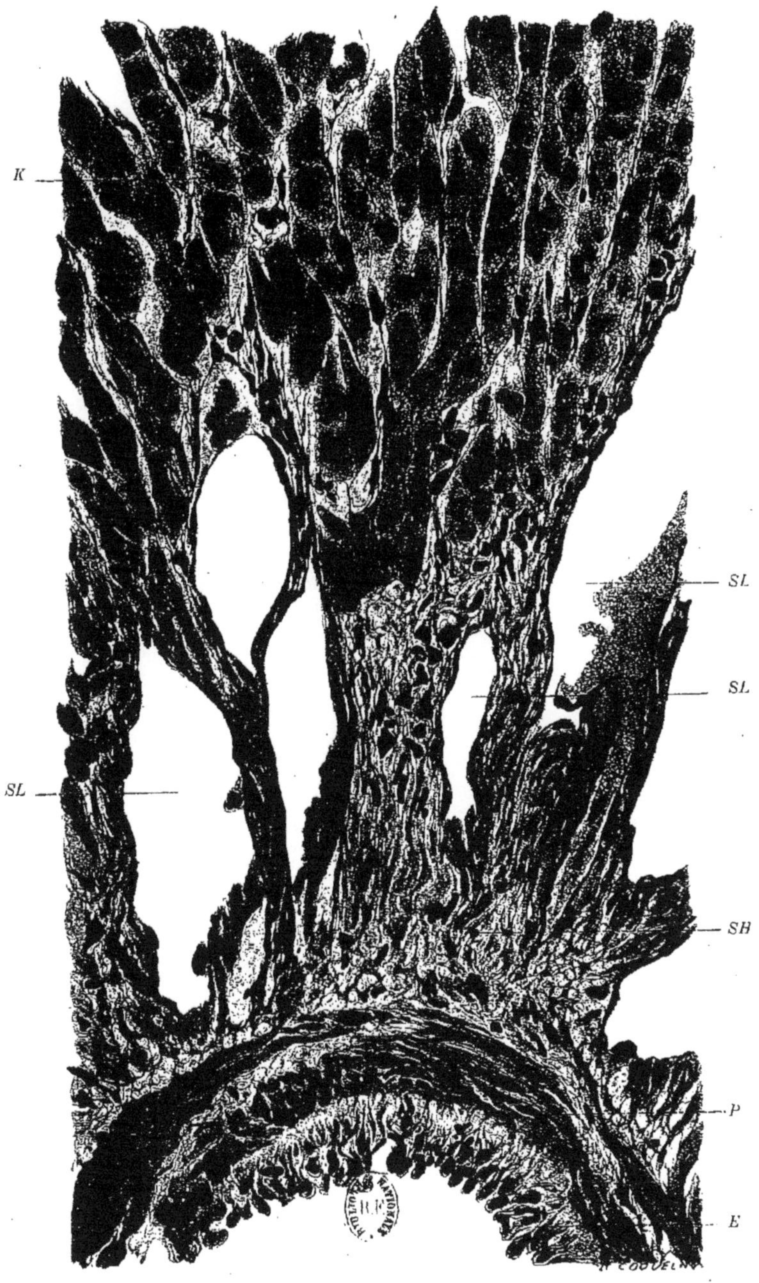

PLANCHE XV.

FOIE

Action des substances diffusibles du corps bacillaire chauffées à moins de 45°. — Dégénérescence acidophile *D* précédant la fonte des cellules hépatiques frappant le parenchyme par blocs. (Grossissement 97 diamètres.)

PLANCHE XV

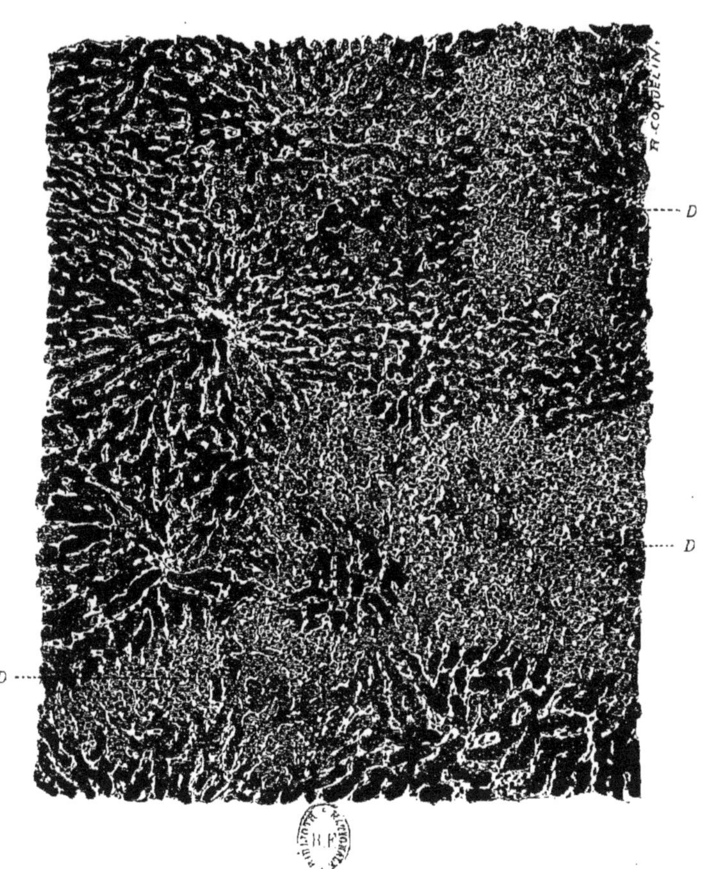

Planche XVI.

Action des substances diffusibles du corps bacillaire chauffées à moins de 45° sur le foie. — Caséification. Dégénérescence. — Partie périphérique d'une portion du parenchyme en caséification. (Grossissement 800 diamètres.)

A la partie supérieure droite de la planche, le tissu hépatique est transformé en un magma *m* formé de polynucléaires plus ou moins altérés, de cellules hépatiques caséifiées et de cellules de Kupffer en liquéfaction.

La dégénérescence des cellules hépatiques *h* débute par une exagération des affinités basophiles et acidophiles du protoplasma, donnant une coloration violet foncé sous l'influence de l'éosine orange et du bleu de toluidine. L'affinité basophile du protoplasma disparaît, l'affinité acidophile, seule, persiste, *h'*.

Les noyaux des cellules hépatiques en dégénérescence sont liquéfiés d'emblée ou ne s'effacent qu'après avoir condensé leur chromatine en bloc opaque teinté de violet foncé *h''*.

Les cellules de Kupffer *K* hypertrophiées dissocient, suivant la règle, les cellules hépatiques dont certaines paraissent atrophiées, tandis que d'autres montrent un corps hypertrophié, occupé par deux noyaux *h'''*.

PLANCHE XVI

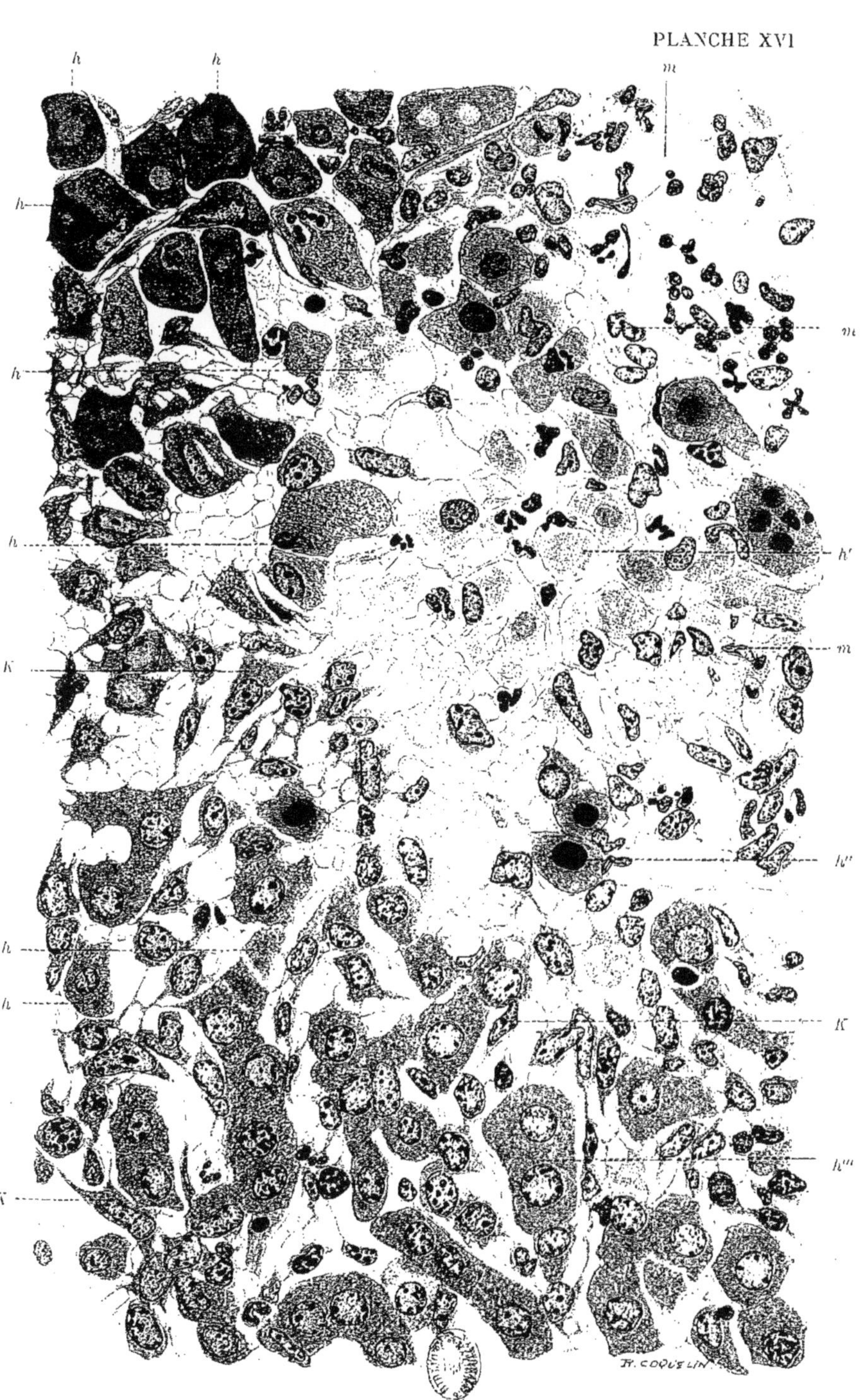

une sorte de tache claire, pendant que le protoplasma, vivement coloré par les teintures acides, disparaît à son tour par liquéfaction.

Le protoplasma des cellules frappées de *dégénérescence basophile ou pycnotique* se résout en blocs colorés en bleu foncé par le bleu de méthylène; les noyaux, au lieu de fondre en laissant un espace clair, se contractent en une masse opaque teintée de violet foncé.

Si les diverses parties de la cellule se résorbent, c'est après s'être successivement fragmentées, puis effritées en parcelles de plus en plus petites.

Quant à la dégénérescence granulo-graisseuse, elle se reconnaît, suivant la règle, à la désintégration de la cellule en grains vivement colorés en noir par l'acide osmique.

Ces diverses sortes de dégénérescence frappent les cellules isolément ou par groupes, dont certains représentent une partie notable d'un ou plusieurs globules hépatiques adjacents (Pl. XV).

C'est pourquoi des portions plus ou moins massives du foie s'effondrent en subissant une caséification globale, indépendante de toute métaplasie épithélioïde préalable.

La rate. (Pl. XVII à XX.)

De tous les organes que nous avons examinés, la rate est celui où le développement du tubercule et la caséification se sont manifestés avec le plus d'intensité. Ces lésions se développent sur un fond d'inflammation reconnaissable de prime abord à la péri-splénite, à l'hypertrophie des corpuscules de Malpighi et des cordons de Billroth, à la dilatation des sinus veineux et des veines spléniques à paroi plus ou moins épaissie. Les tubercules apparaissent en nombre considérable dans les diverses parties de l'organe, c'est-à-dire au niveau des corpuscules malpighiens, des cordons de Billroth, de la zone sous-capsulaire, et enfin, jusque dans les sinus veineux.

A un faible grossissement, ces tubercules ressemblent à d'énormes centres clairs, à cause de leur coloration rose (éosine orange, bleu de toluidine), et de l'homogénéité de leur structure. En réalité, ils en diffèrent par tous leurs caractères. On y trouve : 1° des foyers de nécrose et de caséification, au lieu du plasmode germinatif des centres clairs et de ses grands macrophages digérant des débris leucocytaires ;

2° Des cellules épithélioïdes inaptes à la multiplication, au lieu des cellules germinatives de Flemming;

3° Des cellules lymphoïdes clairsemées, au lieu de l'anneau dense dont les lymphocytes encerclent généralement le centre clair.

La réaction inflammatoire diffuse des autres parties de la rate est comparable à celle de la pneumonie de même origine, par la faiblesse de la congestion, la pénurie de polynucléaires, la surabondance des grandes cellules lymphatiques à type de cellules interstitielles de Renaut ou grands macrophages de Metchnikoff, et l'inertie fonctionnelle relative de ces éléments. En effet, leur activité phagocytaire est minime : si quelques-uns des macrophages contiennent des polynucléaires en destruction et du pigment ocre provenant de la digestion des globules rouges, la plupart d'entre eux en sont dépourvus. Accumulés dans les interstices des cordons de Billroth légèrement épaissis et, surtout dans les sinus veineux, à endothélium tuméfié, ils s'agrègent en masses compactes, aptes à l'évolution fibroblastique ou passibles de dégénérescence épithélioïde.

Une partie de ces phagocytes est capable de s'allonger, de s'anastomoser avec leurs congénères ou avec les éléments fixes des cordons de Billroth et d'élaborer des fibrilles de collagène. D'autres groupes de macrophages subissent la dégénérescence épithélioïde et forment un tissu tuberculeux ici diffus, là condensé sous forme de tubercule franc. Cette double évolution fibreuse ou épithélioïde se poursuit du corpuscule de Malpighi à la capsule splénique dont les modifications sont comparables à celles du foyer viscéral de la plèvre.

L'évolution tuberculeuse se manifeste, dans la rate ainsi que dans les autres organes, par une métaplasie dégénérative, c'est-à-dire par une métamorphose des tissus accompagnée d'une déchéance de leur pouvoir fonctionnel et de leur énergie vitale.

La métamorphose résulte de la transformation des cellules fixes du réticulum conjonctif et des macrophages du tissu lymphoïde en cellules épithélioïdes suivie de la disparition des lymphocytes ou cellules lymphatiques indifférenciées.

La déchéance fonctionnelle procède du remplacement du tissu lymphoïde ordinaire doué de proprietés phagocytaires et lymphopoiétiques par le tissu épithélioïde inapte à la phagocytose et à la production des cellules lymphatiques.

Cette métaplasie s'aggrave de l'état précaire du tissu de nouvelle formation qui est destiné à subir la fonte caséeuse ou la sclérose dystrophique.

Un exemple en est donné par la planche XIX qui représente un corpuscule de Malpighi de la rate transformé en un tubercule caséifié en sa partie centrale et formé exclusivement, dans le reste de son étendue, de grandes cellules épithélioïdes.

Mais la métaplasie tuberculeuse peut se présenter sous une autre forme que caractérisent les petites dimensions des cellules épithélioïdes.

Alors elle se manifeste par un léger épaississement du protoplasma des cellules fixes du réticulum, une augmentation de leur affinité acidophile, un faible accroissement du noyau qui reste clair et l'organisation folliculaire.

Cette évolution épithélioïde du réticulum conjonctif s'accompagne de l'élimination graduelle des lymphocytes : absents du centre du tubercule, ils sont rares et clairsemés à sa phériphérie d'où ils semblent émigrer vers la pulpe, pendant que les polynucléaires sont ramenés par un courant inverse de la pulpe dans la zone tuberculisée.

Quant à la réaction myéloïde, elle se réduit à la présence de rares myélocytes amphophiles, et d'une assez grande quantité de globes rouges à noyau.

Ganglions, plaques de Peyer capsules surrénales, rein.

Tous les organes à structure lymphoïde qui ont été l'objet de nos investigations (*ganglions péri-bronchiques*, *ganglions mésentériques*, *plaques de Peyer*) présentent des modifications semblables à celles de la rate dont elles diffèrent cependant par une tendance plus marquée à l'hyperplasie simple du réticulum conjonctif et des cellules lymphatiques.

Néanmoins, le sceau du poison s'y reconnaît à la présence de tubercules caséifiés ou sclérosés (planche XXI), à la dégénérescence fibreuse des artérioles à tunique épaissie, à cavité plus ou moins oblitérée, à la sclérose de la partie des parois intestinales, limitrophes des plaques de *Peyer*, à la sclérose hypertrophique, puis dystrophique de la capsule des ganglions lymphatiques qui s'épaissit parfois d'une façon remarquable (Pl. XXII).

Cette sclérose hypertrophique et distrophique se poursuit dans les feuillets des *ganglions mésentériques* et des viscères de la cavité abdomi-

Planche XVII.

RATE

Rate normale du cobaye, à un grossissement de 46 diamètres. — On y remarque les corpuscules de Malpighi *C* avec les artères malpighiennes, et la pulpe constituée par les cordons de Billroth *B*, entre lesquels apparaissent les sinus veineux *SV*. (Grossissement 46 diamètres.)

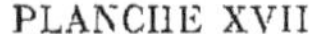

PLANCHE XVII

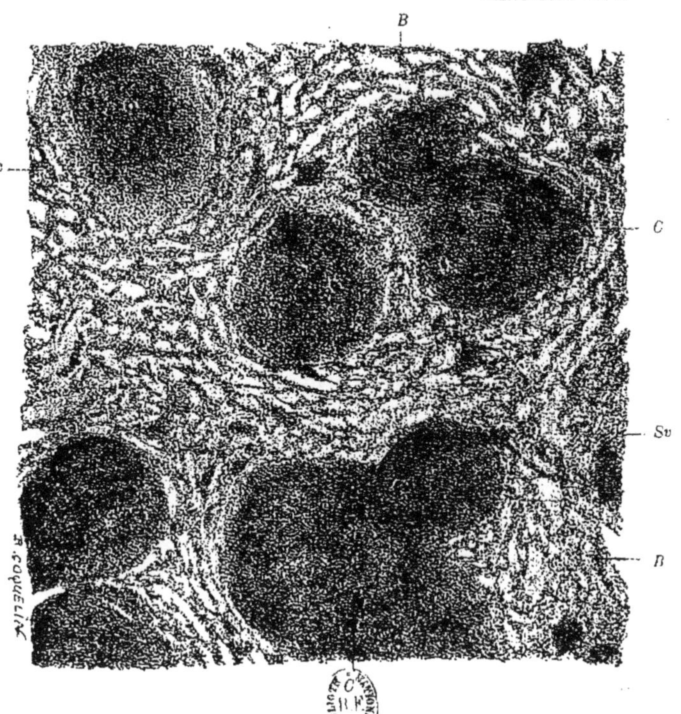

Planche XVIII.

RATE

Action des substances diffusibles du corps bacillaire chauffées à moins de 45°. (Grossissement 46 diamètres.)

Par comparaison avec la planche XVII. On peut constater que les corpuscules de Malpighi *C* ont une coloration claire, et simulent des centres germinatifs. Ces corpuscules ont subi, en réalité, une transformalion tuberculeuse à peu près complète, avec début de caséification. Les cordons de Billroth *b* de la pulpe sont épaissis.

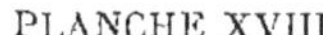

PLANCHE XVIII

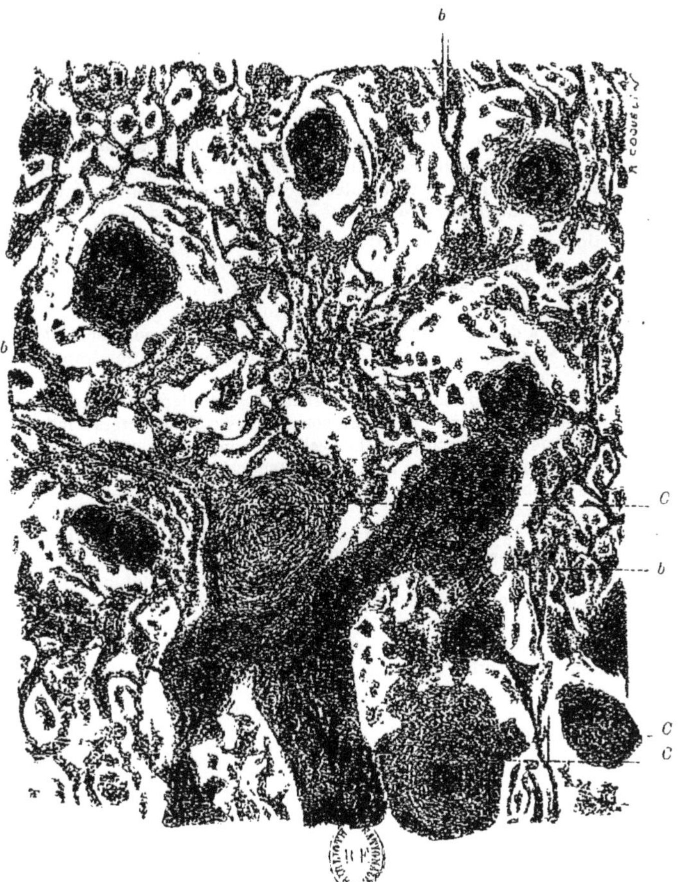

Planche XIX.

RATE

Action des substances diffusibles du corps bacillaire chauffées à moins de 45°. Tuberculisation. — Un des corpuscules de Malpighi de la rate figurée Pl. XVIII, ayant subi la transformation tuberculeuse totale à grandes cellules épithélioïdes, vu à un grossissement de 600 diamètres.

C, portion de la partie centrale caséifiée du tubercule. On voit dans le caséum des débris de noyaux de polynucléaires en dégénérescence pycnotique reconnaissables à leur coloration foncée; les noyaux des cellules épithélioïdes sont reconnaissables à leur teinte claire.

Au-dessus et à droite de la portion du foyer caséeux représenté dans cette planche, apparaît une partie du corpuscule de Malpighi transformé en follicule tuberculeux.

La transformation épithélioïde est réalisée essentiellement aux dépens des cellules fixes du corpuscule et de ses grandes cellules interstitielles, aptes à la métaplasie tuberculeuse. Les cellules lymphoïdes ordinaires ont disparu en presque totalité; quelques polynucléaires apparaissent entre les cellules épithélioïdes.

Cg, cellule géante.

P, portion de la périphérie du corpuscule de Malpighi dont les cellules fixes en transformation épithélioïde sont encore effilées.

Le sinus veineux *Sv* compris entre le corpuscule de Malpighi et le petit cordon de Billroth *B* est comblé par de grandes cellules interstitielles, ou cellules lympho-conjonctives *l* qui s'anastomosent en subissant la transformation épithélioïde jusqu'en Sv^1.

Le cordon de Billroth *B'*, épaissi, est manifestement transformé en tissu épithélioïde.

Le sinus veineux Sv^2 est occupé par des cellules lympho-conjonctives aptes à l'évolution épithélioïde.

PLANCHE XIX

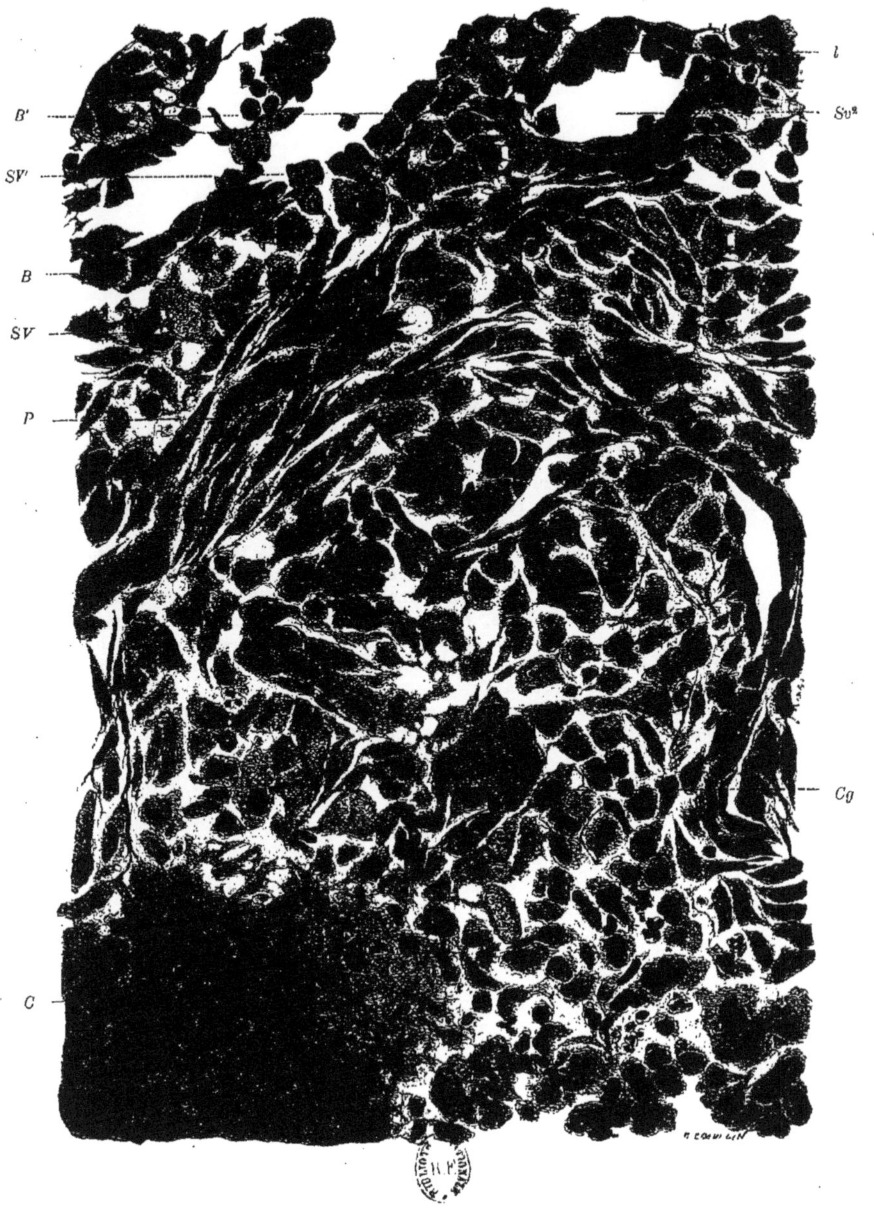

PLANCHE XX.

RATE

Action des substances diffusibles du corps bacillaire chauffées à moins de 45°. — (Extrait aqueux total). — Corpuscule de Malpighi de la rate en transformation tuberculeuse partielle et à petits éléments épithélioïdes.

A, artère du corpuscule. Les cellules lymphatiques se raréfient autour de l'artère centrale en raison de la transformation épithélioïde des cellules du réticulum conjonctif.

T, portion du corpuscule de Malpighi ayant subi la transformation tuberculeuse. La partie centrale du tubercule a une disposition folliculaire nette. Autour de ce follicule, la transformation épithélioïde ne présente point la disposition folliculaire, les cellules lymphatiques sont extrêmement raréfiées. Cette raréfaction est bien moins accentuée en haut de la préparation *T'* où la transformation épithélioïde *E* des cellules du réticulum est à ses débuts ainsi que en *E'*.

C, cordon de Billroth épaissi et en transformation épithélioïde.

Sv, sinus veineux où figurent des macrophages, à l'état inerte pour la plupart.

(Grossissement 517 diamètres.)

PLANCHE XX

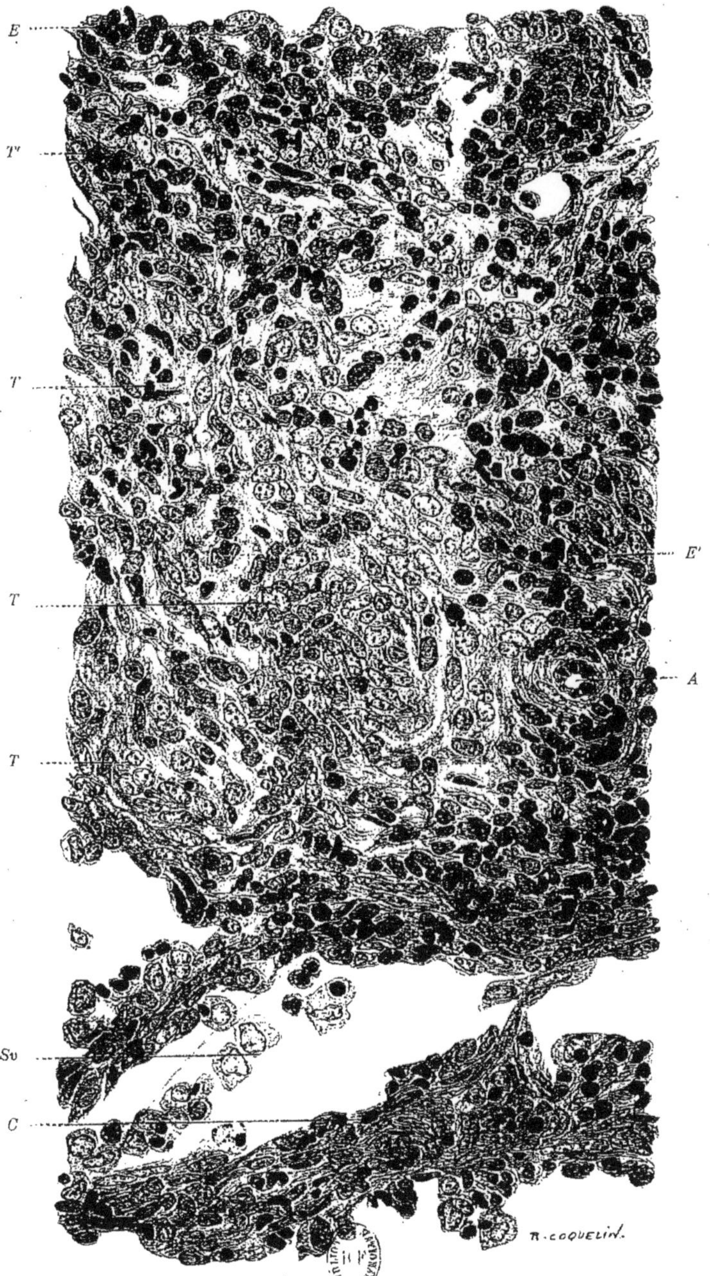

PLANCHE XXI.

GANGLION LYMPHATIQUE

Action des substances diffusibles du corps bacillaire chauffées à moins de 45° sur les ganglions lymphatiques. Tuberculose et péritonite fibreuse. — Portion de ganglion mésentérique avoisinant le pancréas. Ce ganglion est parsemé de tubercules *TT'T''*. Le tubercule *T''* est commun à la zone folliculaire et à la capsule épaissie et sclérosée.

a. Artère à paroi extrêmement épaissie et à cavité rétrécie.
P. Portion de pancréas adjacente.
(Grossissement 46 diamètres.)

PLANCHE XXI

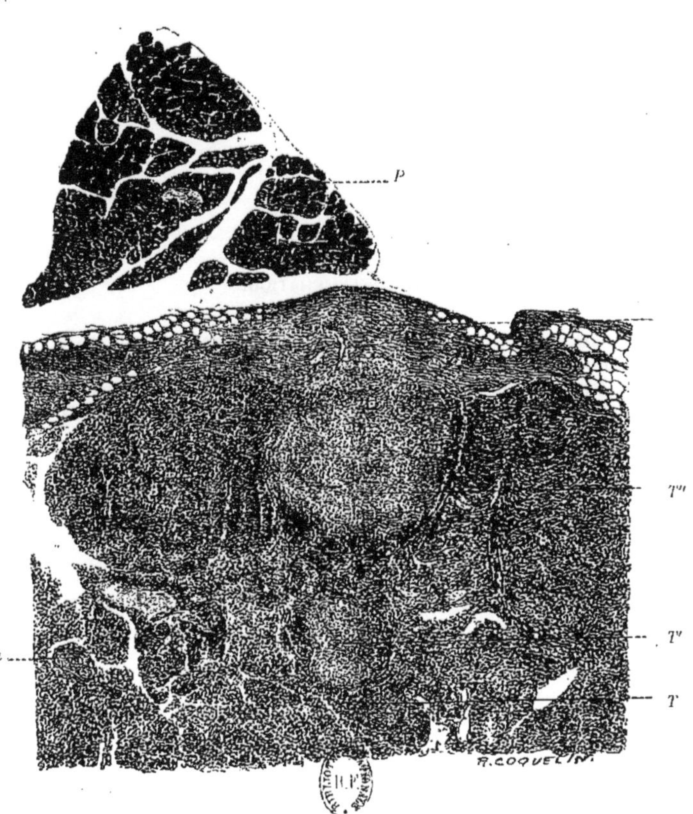

PLANCHE XXII.

GANGLION LYMPHATIQUE

Action des substances diffusibles du corps bacillaire chauffées à moins de 45° sur les ganglions lymphatiques. Péritonite fibreuse. — Ganglion mésentérique situé dans un feuillet péritonéal *P* extrêmement épaissi et sclérosé (péritonite chronique), contenant des artérioles complètement oblitérées par péri et endovascularite.

(Grossissement 30 diamètres.)

PLANCHE XXII

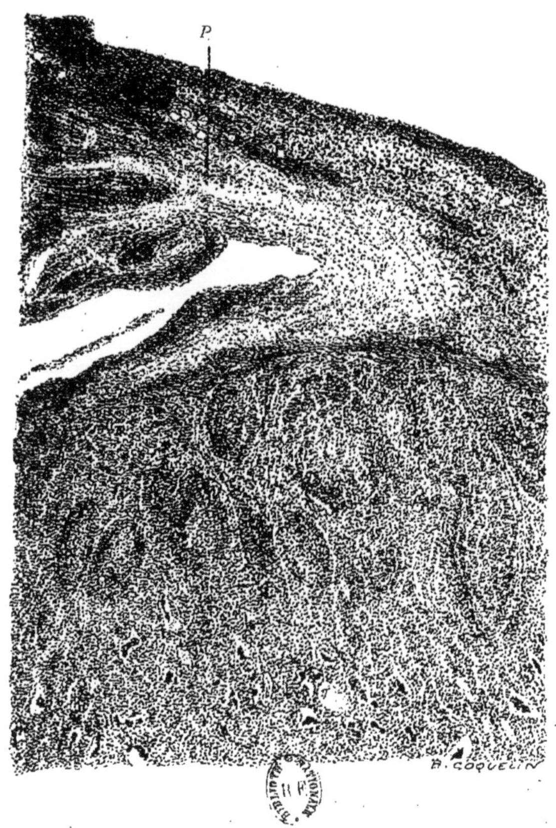

Planche XXIII.

CAPSULE SURRÉNALE

Action des substances diffusives du corps bacillaire chauffées à moins de 45°. Extrait aqueux total. Hémorragie et nécrose. — Capsule surrénale à tissu dissocié par hémorragie centrale.

Les cellules glandulaires correspondant au foyer hémorragique sont plus ou moins dégénérées. La péritonite chronique fibreuse est des plus marquées au pourtour de l'organe.

(Grossissement 46 diamètres.)

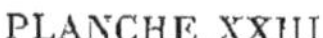
PLANCHE XXIII

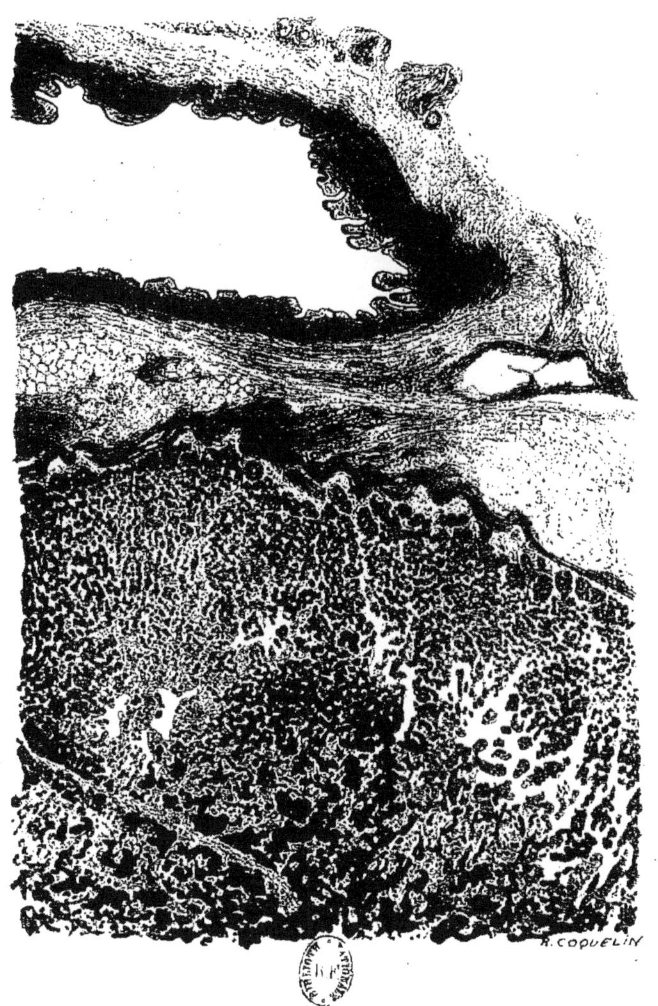

Planche XXIV.

REIN

Action des substances diffusibles du corps bacillaire chauffées à moins de 45°. — Extrait aqueux total. — Néphrite partielle parenchymateuse et interstitielle.

Au-dessous de la capsule épaissie, on aperçoit les tubuli contorti des canaux excréteurs oblitérés par les cellules dont les noyaux se multiplient dans le protoplasma et fusionnent en une masse compacte.

Prolifération du tissu conjonctif intertubulaire.

Grossissement 280 diamètres.)

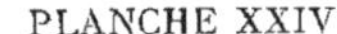
PLANCHE XXIV

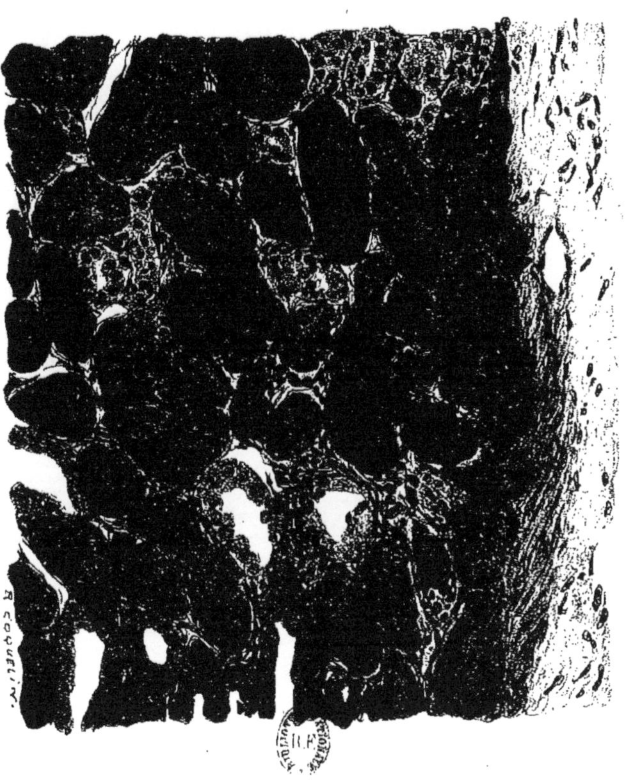

Planche XXV.

REIN

Action des substances diffusibles du corps bacillaire chauffées à moins de 45°. — *Extrait aqueux total.* — Foyer de néphrite localisée, intéressant tous les éléments de la portion du rein altérée par les poisons bacillaires : glomérulite, néphrite interstitielle et parenchymateuse, hyperplasiante, dégénérative, nécrosante, avec production de cylindres.

(Grossissement 280 diamètres.)

PLANCHE XXV

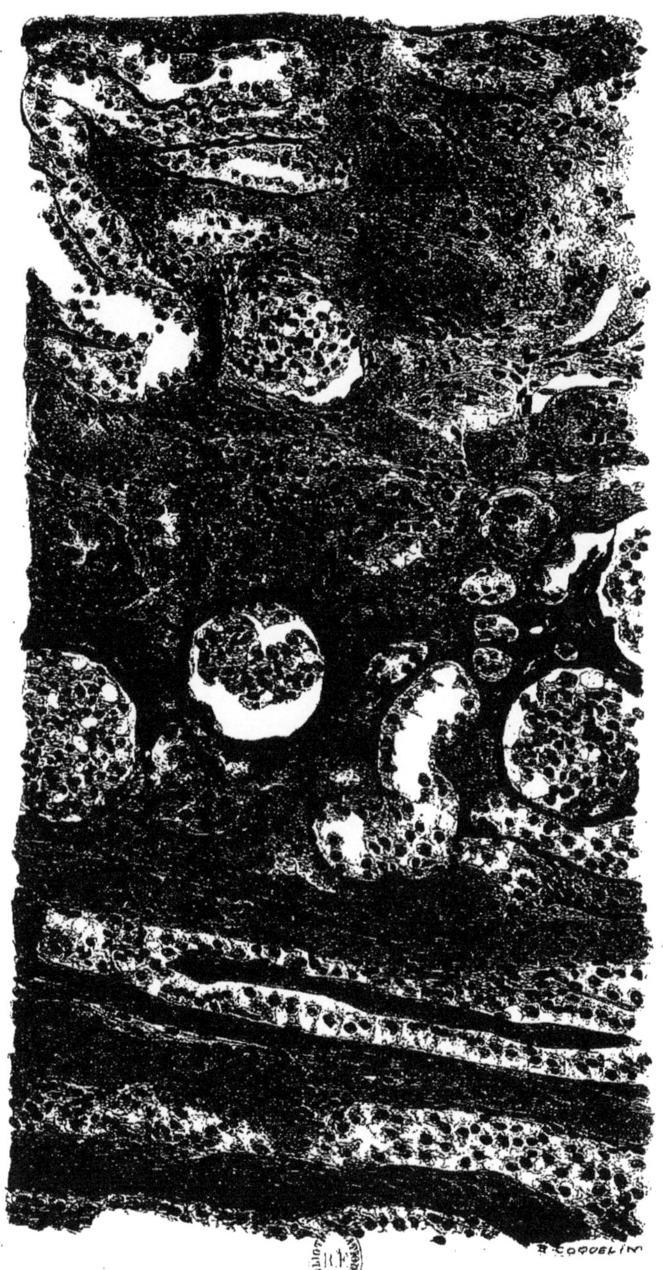

nale, témoignant d'une *péritonite chronique* dont on retrouve la trace au voisinage des *capsules surrénales* (Pl. XXIII).

Quant à ces organes ils sont le siège d'hémorragies et leurs cellules dissociées par le sang extravasé sont plus ou moins dégénérées.

L'inflammation péritonéale se manifeste au rein en épaississant la capsule au-dessous de laquelle apparaissent, en foyers disséminés, des lésions de néphrite épithéliale et interstitielle (Pl. XXIV et XXV).

L'existence de la néphrite est évidente dans la planche XXV et se traduit par la multiplication des noyaux et l'hypertrophie de certains glomérules séparés ainsi que les tubuli contorti et les canaux excréteurs par des masses de tissu conjonctif infiltré de cellules rondes. Les cellules des tubuli contorti sont en état de tuméfaction trouble ou de prolifération ; certains canaux excréteurs sont comblés par des cylindres colloïdes.

L'extrait aqueux du corps bacillaire non chauffé n'est pas seulement un facteur de nécrose, de métaplasie tuberculeuse, de caséification, de sclérose, puisqu'il ajoute à ces lésions de multiples phénomènes réactionnels. Néanmoins, l'altération grave des tissus est la marque de ce produit, tandis que l'hyperplasie est celle des autres poisons dont nous allons étudier les effets.

B. EXTRAITS DU BOUILLON DE CULTURE CHAUFFÉS A PLUS DE 70° ET DU BACILLE CHAUFFÉ A 100°

(Poisons hyperémiants et hyperplasiants)

Les poisons dont il va être question ont été obtenus de deux façons.

1° On les a extraits soit de bouillons de culture chauffés à 70°, soit du corps même du bacille porté à 100° ;

2° On a soumis à l'osmose, soit le bouillon de culture, soit le virus même, de manière à séparer les produits dialysables des produits colloïdaux.

Les extraits dialysables et les extraits colloïdaux se sont montrés différents quant à leurs effets pathologiques de l'extrait aqueux total des corps bacillaires non chauffés (pour la dose employée, c'est-à-dire 1 centimètre cube) par l'absence de métaplasie tuberculeuse, de caséification, de sclérose dystrophique. D'autre part, ces poisons provoquèrent

Planche XXVI.

POUMON

Action des substances diffusibles du corps bacillaire chauffées à plus de 70°. — Substance dialysable, hyperémiante et hyperplasiante. Congestion, hémorragie. — Apoplexie pulmonaire au voisinage d'un foyer de nécrose ordinaire. (Grossissement 652 diamètres.)

Le sang issu des capillaires, rompus par la pression sanguine, s'accumule en un foyer compact *H*.

Les globules rouges sont granuleux (début d'hémolyse). La décomposition de l'hémoglobine se marque par la production de pigment ocre libre ou produit dans des cellules lympho-conjonctives accomplissant leur rôle de macrophages ***M***.

p, portion de paroi alvéolaire dilacérée.

a, alvéole contenant peu de globules rouges. Les parois sont distendues par les cellules lymphatiques interstitielles ou lympho-conjonctives un peu plus volumineuses et plus abondantes qu'à l'état normal. — Certains de ces éléments émigrent dans la cavité alvéolaire.

A gauche et à droite, en a^1, les noyaux des cellules libres et fixes des parois alvéolaires avoisinant le foyer hémorragique sont contractés et plus foncés qu'à l'état normal et semblent atteints d'un début de dégénérescence.

PLANCHE XXVI

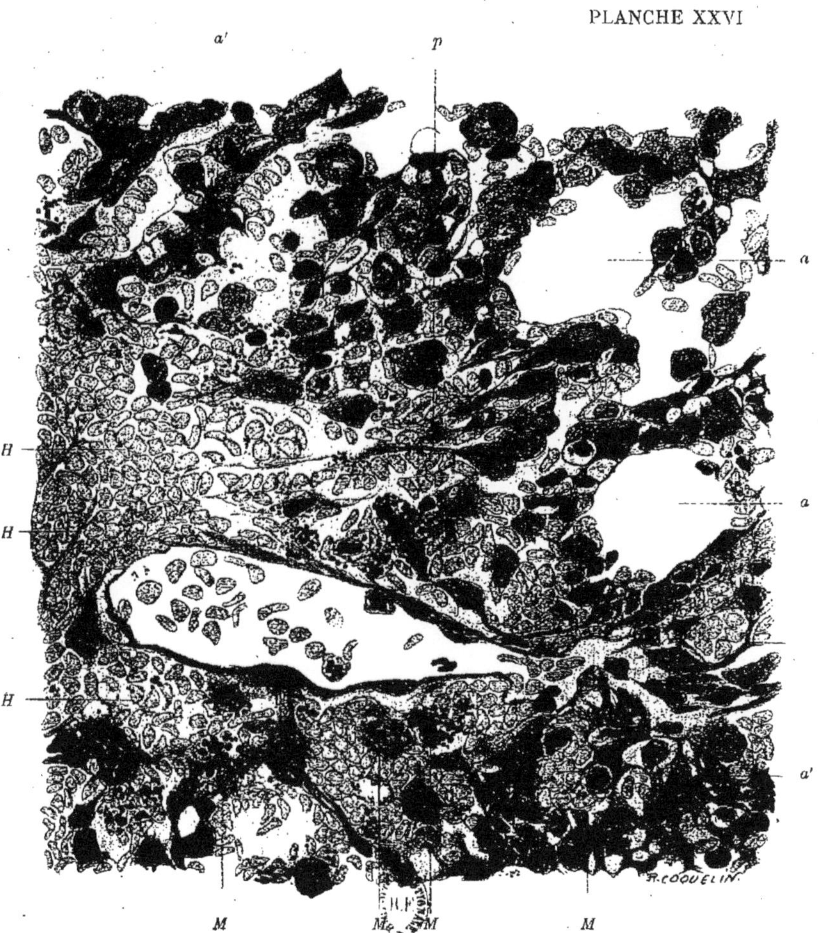

des réactions d'ordre hyperémique et hyperplasique extrêmement accentuées à la période où l'intoxication due à l'extrait aqueux total des bacilles non chauffés eut déterminé des lésions tuberculeuses, scléreuses, nécrosantes ou caséeuses.

D'autre part, les poisons dialysables du bouillon de culture ou du corps bacillaire furent les agents de lésions nécrotiques que les poisons colloïdaux ne causèrent dans aucun des tissus examinés.

Enfin, les produits de l'une et l'autre variété suscitèrent la métaplasie épithélioïde d'un certain nombre de cellules conjonctives ou lymphoconjonctives; mais cette dégénérescence fut disséminée et ne s'organisa point suivant le type du tissu tuberculeux.

Substances dialysables

Les viscères de cobayes intoxiqués par les poisons dialysables du bouillon de culture ou du corps bacillaire injecté sous la peau de l'animal sont passibles, comme nous l'avons dit, d'une nécrose ordinaire laquelle procède par petits îlots espacés de minime étendue, comparables à celui de la planche (IX) situés dans un parenchyme infiltré de sang. La rareté de la nécrose contraste avec la fréquence de la congestion qui va parfois jusqu'à l'apoplexie dans le poumon. Alors le parenchyme dilacéré est bourré de globules rouges en état d'hémolyse; de macrophages chargés de pigment ocre procédant de la destruction des hématies (Pl. XXVII).

On découvre des îlots de nécrose très distants des uns des autres, soit dans le parenchyme congestionné, soit dans des îlots de broncho-pneumonie caractérisée par l'intensité des phénomènes fluxionnaires, le pullulement des cellules lymphatiques propres du poumon, l'hypertrophie des follicules clos de l'organe (Pl. XXIX).

Les artères et les veines pulmonaires sont dilatées par la congestion ainsi que les capillaires dont la paroi laisse exsuder le plasma sanguin, émigrer les hématies et les leucocytes dans l'épaisseur des parois alvéolaires et du tissu conjonctif interlobulaire. Ces éléments se mêlent à la foule accrue des cellules lymphoconjonctives du poumon (grands macrophages de Metchnikoff). Une infiltration cellulaire massive épaissit les parois des alvéoles au point d'oblitérer certaines de ces cavités pendant que d'autres alvéoles restent béantes et vides, ou sont encombrées de globules rouges, de mononucléaires ordinaires, de grandes

Planche XXVII.

POUMON

Action des substances diffusibles du corps bacillaire chauffées à plus de 70°. Substances dialysables, hyperémiantes et hyperplasiantes. Congestion, pneumonie. — Poumon (97 diamètres).

Foyer de congestion et de pneumonie interstitielle, développé autour d'une bronche B.

La congestion va jusqu'à l'épanchement du sang dans certains alvéoles.

La pneumonie interstitielle se manifeste par l'infiltration lymphoïde péribronchique *Pb*, ou périveineuse *Pv* par l'épaississement des parois alvéolaires tendant à effacer en certains points les cavités alvéolaires. — Remarquer l'intégrité relative de la bronche par comparaison avec la planche II.

PLANCHE XXVII.

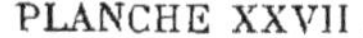

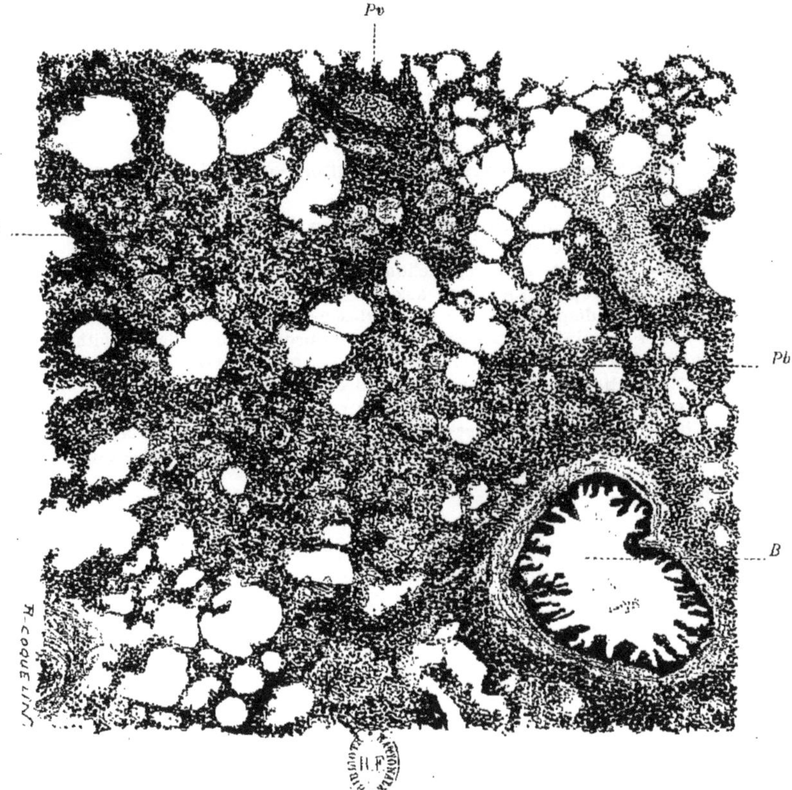

Planche XXVIII.

Action des substances diffusibles du corps bacillaire chauffées à plus de 70°. — Poumon (488 diamètres).

Br. Bronchiole et tissu péribronchique en état de congestion et de pneumonie interstitielle, en réaction hyperplasique.

Légère prolifération de l'épithélium *E* dont les cellules tendent à s'arrondir en hypertrophiant leurs noyaux.

Infiltration diapédétique de leucocytes granuleux — éosinophiles en particulier — et de lymphocytes dans la paroi bronchique et dans l'épithélium.

Infiltration du tissu péribronchique par des lymphocytes dont on peut suivre l'émigration dans les parois alvéolaires adjacentes. — Il existe toutes les formes de passage entre certains de ces lymphocytes à noyau opaque et les grandes cellules interstitielles, ou lympho-conjonctives à noyau clair.

Les parois alvéolaires *a* sont épaissies par l'accumulation des cellules lymphatiques de diverses sortes.

Les cellules fixes *f* du tissu conjonctif péribronchique sont hypertrophiées et en prolifération.

De nombreux leucocytes éosinophiles sont mélangés aux cellules lymphatiques *l*.

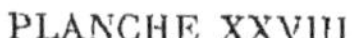

PLANCHE XXVIII

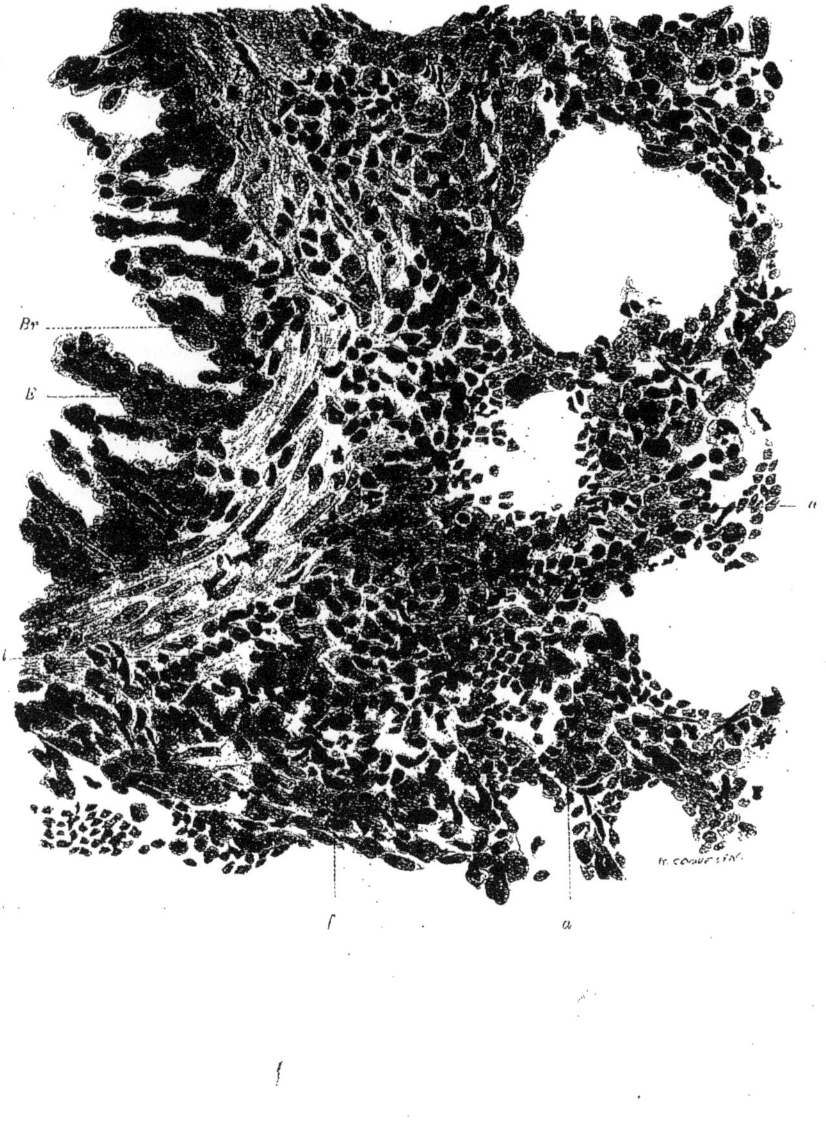

Planche XXIX.

Action des substances diffusibles du corps bacillaire chauffé à plus de 70°. — Détail de la pneumonie (600 diamètres).

On remarque à ce grossissement l'épaississement de l'endothélium *E*, la surabondance des cellules lympho-conjonctives épaississant les parois alvéolaires.

L, cellule lympho-conjonctive géante à noyau bourgeonnant, à protoplasma fortement basophile, ne subissant pas la transformation épithélioïde.

L', cellule lympho-conjonctive géante, à noyaux multiples, subissant un début de transformation épithélioïde caractérisée par l'état acidophile de sa partie centrale.

l, cellule lympho-conjonctive ordinaire passant de la paroi alvéolaire dans la cavité correspondante.

p, polynucléaire

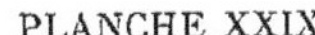

PLANCHE XXIX

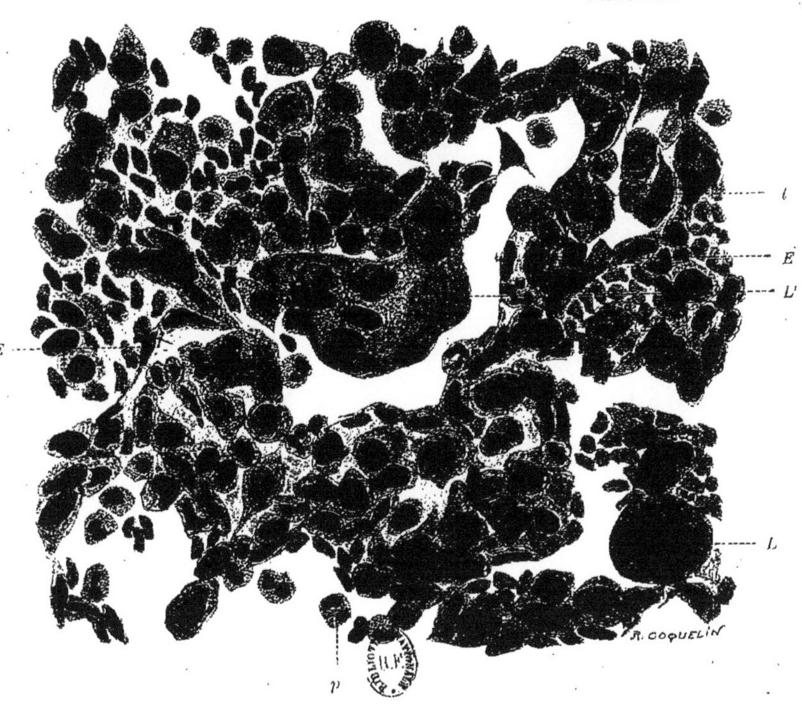

cellules lymphoconjonctives. Ces phagocytes présentent une activité qui contraste avec l'atonie dont elles semblent frappées dans la pneumonie due à l'extrait aqueux du corps bacillaire chauffé à moins de 45°[1].

Une partie d'entre eux sont à l'état de cellules jeunes à gros noyau arrondi, à protoplasma basophile; d'autres sont conformés en macrophages à protoplasma vacuolaire digérant hématies et polynucléaires; quelques-uns deviennent des cellules géantes à volumineux noyau bourgeonnant.

Certaines cellules lymphoconjonctives subissent cependant une dégénérescence épithélioïde sans qu'il résulte de cette métamorphose la formation d'un tissu tuberculeux diffus ou de type folliculaire, non plus que la suppuration caséeuse.

Ces îlots de broncho-pneumonie sont traversés par des artérioles, des veinules, des bronchioles dont les modifications se réduisent à la tuméfaction des endothéliums vasculaires à l'état catarrhal des bronches. Il en est de même, au reste, pour les canaux aériens ou vasculaires des grosses travées broncho-artérielles.

En aucun point de l'arbre bronchique, on ne retrouve la prolifération dégénérative intense de l'épithélium aboutissant à la chute et à la destruction provoquées par l'extrait aqueux total. On n'y découvre pas davantage la sclérose péri-bronchique qui transforme l'enveloppe commune aux bronches et aux artères en une gangue fibreuse enserrant les canaux aériens atrophiés, oblitérant les vaisseaux lymphatiques, étreignant les artères à paroi indurée et à cavité plus ou moins étrécie.

La gaine conjonctive broncho-artérielle est le siège d'une réaction inflammatoire simple, fluxionnaire et hyperplasique. Entre les capillaires sanguins et les vaisseaux lymphatiques dilatés, se répandent des globules rouges, des polynucléaires parmi lesquels prédominent lés éosinophiles, des cellules lymphatiques de toutes tailles.

Ces éléments s'infiltrent dans les mailles du tissu adipeux conjonctif lâche dont les cellules fixes sont hypertrophiées ou disposées en un réticulum logeant de nombreux lymphocytes, des plasmazelles.

Ainsi s'établit une sorte de tissu lymphoïde diffus qui se continue avec le tissu propre des follicules clos péri-bronchiques. Ces nodules lymphoïdes sont extrêmement hypertrophiés, de même que ceux du reste du

1. Les comparaisons sont naturellement établies entre des animaux ayant subi des injections de doses égales de poisons différents et examinés après un même nombre de jours après l'injection.

poumon, y compris les follicules adjacents au feuillet viscéral de la plèvre qui s'exhausse en disposant ses noyaux hypertrophiés sur plusieures couches.

En définitive, les réactions pulmonaires consistent en phénomènes fluxionnaires et en une hyperplasie portant essentiellement sur les cellules du groupe lymphatique, comme le démontrent la prolifération des grandes cellules interstitielles, des cellules libres ou fixés des follicules clos et des éléments de l'endothélium pleural, qui se raccorde lui aussi au système lymphatique.

Ce fait nous induit à établir une relation entre la structure lymphoïde générale du poumon et la réaction inflammatoire notable dont cet organe est le siège, et cette relation se confirme par l'étude des modifications que présentent les autres organes à structure lymphoïde d'une part, les organes dépourvus de cette structure, d'autre part.

L'état inflammatoire des organes dépourvus de structure lymphoïde est peu accentué et n'offre que des particularités insignifiantes. Nous citerons, par exemple, un léger agrandissement des espaces portes du foie accompagné d'infiltration lymphoïde et l'épaississement de l'endothélium de la capsule de Glisson.

Quant aux organes à structure lymphoïde, rate, ganglions, plaques de Peyer, ils s'hypertrophient sous l'influence de la congestion et de la multiplication de leurs éléments propres, libre ou fixes.

Rate, ganglions lymphatiques, plaques de Peyer. — La congestion strie les corpuscules malpighiens de filets sanguins, imperceptibles dans les conditions normales; elle bourre de globules rouges et de leucocytes granuleux les interstices des corpuscules de Malpighi, des cordons de Billroth, les sinus veineux, les veines à endothélium épaissi. Ces éléments avoisinent d'autres hématies et d'autres leucocytes granuleux issus non plus des vaisseaux sanguins, mais du tissu propre de la rate, qui est en prolifération intense.

L'hyperplasie du tissu propre de la rate l'emporte sur la dilatation des sinus veineux et des interstices des cordons de Billroth. Les corpuscules de Malpighi et les travées des cordons de Billroth considérablement hypertrophiés incluent d'énormes centres clairs, dont les cellules lymphatiques essaiment dans la pulpe en subissant des transformations diverses. Les unes passent de l'état de simples lymphocytes à celui de grands macrophages à noyau simple ou multiple doués d'une activité phagocytaire remarquable ; les autres se transforment soit en hématies nucléées, soit en myélocytes neutrophiles ou éosinophiles, soit en mégacaryocytes, suivant le processus de la transformation myéloïde de Dominici[1].

Conformément à la règle établie par l'un de nous (Dominici), en ce qui concerne la rate du cobaye intoxiqué par les produits du bacille de Koch, confirmée ensuite par Rubens-Duval, l'élément prédominant en l'espèce est l'hématie nucléée dans ses multiples formes de mégaloblastes et de normoblastes.

Les hématies nucléées et les globules rouges, les myélocytes et les polynucléaires granuleux, se mélangent aux hématies et aux myélocytes importés par la circulation sanguine, aux cellules lymphoïdes indéterminées ou à types de macrophages de taille moyenne ou géante, à noyau unique ou à noyaux multiples, simple ou bourgeonnant.

Dans certains sinus veineux, le nombre des macrophages hypertrophiés l'emporte sur celui des autres leucocytes qu'ils détruisent en plus grande quantité que dans les conditions normales.

L'accroissement de nombre, de taille des macrophages se retrouve dans les cordons de Billroth et les corpuscules de Malpighi, où il est associé à l'hypergénèse et à l'hyperplasie des éléments fixes de ces deux portions de la rate.

Çà et là, s'ébauche un début de dégénérescence épithélioïde, soit des éléments fixes du réticulum, soit des cellules lymphoconjonctives, n'aboutissant, pas plus que dans le poumon, à la constitution d'un tissu tuberculeux diffus ou folliculaire.

La localisation de ces multiples réactions est diffuse; on la trouve dans toute l'étendue de la rate, depuis les corpuscules de Malpighi jusqu'à la face interne de leur capsule, dont l'endothélium s'épaissit de la même manière que les feuillets péritonéaux qui peuvent être adossés aux autres organes à structure lymphoïde.

Les plaques de Peyer, de même que les ganglions lymphatiques, présentent une hypertrophie liée, comme celle de la rate, à la fluxion sanguine, à la multiplication des éléments libres et des cellules fixes de leur réticulum, accompagnée de l'accroissement des centres germinatifs primaires ou du développement d'autres foyers germinatifs.

Quoi qu'il en soit de ces phénomènes, ils ne comportent, pas plus que

1. La transformation myéloïde a été décrite au cours de l'infection bacillaire, par Dominici en 1901, puis par Dominici et Rubens-Duval en 1905.

ceux dont la rate est le foyer principal, ni tuberculisation, ni caséification, ni sclérose distrophique, ni vascularite oblitérante, ni hypertrophie scléreuse des capsules d'enveloppe ou des feuillets péritonéaux adjacents.

Quant à l'activité respective des deux variétés de poisons dialysables, elle semble plus marquée pour ceux qu'on extrait du corps bacillaire que pour ceux qui proviennent du bouillon de culture. La même remarque peut être faite à l'égard des poisons colloïdaux.

Substances colloïdales

Les effets de ces poisons colloïdaux ont été comparables à ceux des poisons dialysables, mais ils s'en distinguèrent par certains traits qui furent : l'absence de nécrose, une extension moindre de la métaplasie épithélioïde, un développement plus marqué de l'hyperplasie fonctionnelle des organes à structure lymphoïde (rate, ganglions lymphatiques, plaques de Peyer, follicules clos du poumon, etc).

Rate. (Pl. XXX à XXXIV)

Dans la rate, Pl. XXX à XXXIV, l'hyperplasie comporte un changement de structure des corpuscules de Malpighi et d'une partie des cordons de Billroth caractérisé par la formation de vastes centres germinatifs que leur coloration fait ressembler à des tubercules quand on examine des préparations de l'organe à un faible grossissement (26 D), Pl. XXX. La confusion commence à se dissiper à un grossissement de 46 D, Pl. XXXI, qui révèle la zone claire médiane du centre germinatif et sa bordure lymphoïde compacte. Quant aux grossissements plus élevés (600 D), Pl. XXXII, ils permettent d'analyser les détails de structure de ces centres germinatifs, leur mode de développement, la suractivité de leurs éléments.

A la place du tissu lymphoïde ordinaire apparaît un plasmode fenêtré dont les mailles logent des macrophages, des cellules germinatives de toutes tailles entremêlées à des lymphocytes. Le changement de structure n'est pas dû simplement à l'agrandissement des centres germinatifs rudimentaires de la rate; il résulte d'une véritable métaplasie de son tissu lymphoïde.

Le plasmode n'est pas autre chose que le réseau des cellules fixes transformées en une masse protoplasmique commune à noyaux hypertrophiés et en voie de multiplication et se transformant partiellement en macrophages et en cellules germinatives qui s'en détachent, conformément à la théorie de Retterer, pour se mêler aux macrophages préexistants et aux cellules germinatives d'origine lymphocytaire.

Dans la préparation figurée dans la Pl. XXXII, les cellules germinatives prolifèrent avec activité, au point de cacher presque complètement le plasmode. Suivant la règle, les cellules germinatives se divisent de manière à former d'autres cellules germinatives qui pénètrent dans la ceinture lymphoïde, entourant le centre clair et le dépassent pour émigrer ensuite dans les cordons de Billroth ou les sinus veineux de la pulpe. Les unes y deviennent les macrophages ou cellules lymphoconjonctives de diverses tailles, les autres y muent en myélocytes granuleux d'Ehrlich, pendant que des lymphocytes se transforment en hématies nucléées, parmi lesquelles prédominent les mégaloblastes.

Ces modifications des centres clairs de la Rate, de même que celles que déterminent les poisons dialysables, sont des réactions de défense se manifestant par une hyperplasie fonctionnelle à la fois régulière et parfaite[1].

Cette réaction hyperplasique est complète au point de vue évolutif et au point de vue fonctionnel, parce que les cellules qui se multiplient passent de l'état embryonnaire à l'état adulte, propre à l'accomplissement de fonctions déterminées. Les cellules appelées à devenir des macrophages acquièrent la conformation et les capacités digestives nécessaires à la phagocytose ; celles qui ont mué en myélocytes deviennent des polynucléaires granuleux typiques ; celles qui se sont transformées en mégaloblastes se changent, par division, en normoblastes, lesquels expulsent leur noyau pour devenir des globules rouges ordinaires.

L'hyperplasie fonctionnelle de la rate n'est point une réaction caractéristique de la mise en jeu des substances colloïdales et dialysables du bacille de Koch, car on la voit naître sous l'influence des produits toxiques les plus différents. Quoi qu'il en soit, elle est un fait des plus notables en l'espèce, à cause de son ampleur et parce que d'autres substances de nature bacillaire déclanchent une hypergenèse des cellules lymphatiques de la rate qui n'est plus fonctionnelle, mais de type embryonnaire.

1. Bezançon et Labbé ont signalé, comme caractère de cet état réactionnel de défense dans le ganglion lymphatique, l'accroissement de la fonction phagocytaire et de la multiplication des cellules germinatives.

Cette hyperplasie embryonnaire peut être réalisée au moyen de toxique alcoolique contenant des substances cireuses et graisseuses.

C. DE L'HYPERPLASIE EMBRYONNAIRE DE LA RATE DÉTERMINÉE PAR UN EXTRAIT BACILLAIRE CONTENANT DES GRAISSES ET DES CIRES

L'extrait auquel nous faisons allusion a été obtenu comme il est dit page 16.

L'injection d'une dose d'un centimètre cube de l'extrait alcoolique sous la peau du cobaye détermine, indépendamment des lésions du territoire où on l'a introduite, une réaction intense de divers organes, y compris la rate dont le volume est augmenté à cause de la prolifération des cellules lymphatiques des corpuscules de Malpighi, des cordons de Billroth et des tissus de la pulpe (Pl. XXXIV et XXXV).

Si cette réaction est identique, en principe, à l'hypergenèse lymphoïde que déterminent les poisons du bacille chauffé à 110°, elle en diffère quant à son processus et ses fins, car elle ne comporte ni mise en activité des centres germinatifs, ni maturation des éléments lymphoïdes.

En aucune région de la rate, nous n'avons vu les corpuscules de Malpighi partiellement transformés en vastes centres germinatifs, entourés de leur anneau de cellules lymphoïdes.

Au lieu du mélange composite formé par le grand plasmode, les cellules germinatives de toutes tailles, les lymphocytes et les macrophages, apparaissent dans le corpuscule des myriades de cellules se ressemblant par la conformation arrondie de leurs noyaux et de leur protoplasma réduit à l'état de mince pellicule

Le corpuscule de Malpighi se trouve ainsi composé d'une foule de cellules embryonnaires, dont les dimensions augmentent graduellement de sa partie centrale à sa périphérie. Au fur et à mesure de leur exode vers la pulpe, les cellules embryonnaires tendent à ressembler aux cellules germinatives de Flemming, dont elles ont la configuration, les dimensions, le grand noyau, la bordure protoplasmique, basophile, homogène.

En résumé, la couche des cellules lymphatiques ordinaires qui existe normalement au pourtour du corpuscule[1] y est remplacée par plusieurs assises de grandes cellules germinatives qui essaiment dans les cordons

1. On sertit les centres germinatifs qui y sont occasionnellement formés.

de Billroth et les sinus veineux, où elles s'accumulent en compagnie de mégaloblastes et de normoblastes.

Ces derniers éléments procèdent d'une évolution myéloïde des lymphocytes, souche d'hématies nucléées, à laquelle se dérobent les cellules lymphatiques, souches de myélocytes, qui persistent à l'état embryonnaire (cellules germinatives).

Cet état de la rate est comparable à celui qui caractérise certaines transformations myéloïdes de cet organe que Dominici appelle *larvées*, parce que l'évolution des cellules lymphatiques, souche de myélocytes, s'arrête au stade larvaire précédant l'élaboration des granulations spécifiques caractérisant l'état myélocytaire.

Par le nombre des cellules embryonnaires et l'arrêt de leur évolution, cette poussée lymphoïde rappelle encore celle de certaines leucémies lymphogènes, et la ressemblance serait complète au point de vue histologique, si l'architecture générale de la rate n'était point conservée.

L'intérêt de ce processus histologique est rehaussé par ses conditions déterminantes, puisqu'il résulte de l'action d'un produit contenant des éléments adipo-cireux[1], c'est-à-dire des poisons qui, d'après les données actuelles, sont essentiellement tuberculisants, caséifiants et sclérosants. Or, l'injection de cette substance a provoqué un phénomène de tout autre ordre, qui est la poussée extraordinairement intense des cellules pullulant à l'état embryonnaire.

1. Evidemment en proportion beaucoup moindre que l'éthérobacilline et la chloroformobacilline d'Auclair.

Planche XXX.

RATE

Action des substances diffusibles du corps bacillaire chauffées à plus de 70°. — A un grossissement de 25 diamètres, les corpuscules de Malpighi montrent, pour la plupart, d'énormes centres germinatifs. Les corpuscules sont plongés dans une pulpe hypertrophiée.

A ce grossissement, les centres germinatifs *c* des corpuscules de Malpighi pourraient être confondus avec des tubercules. Un plus fort grossissement révèle l'état inverse de la métaplasie tuberculeuse, c'est-à-dire l'état germinatif des corpuscules.

PLANCHE XXX

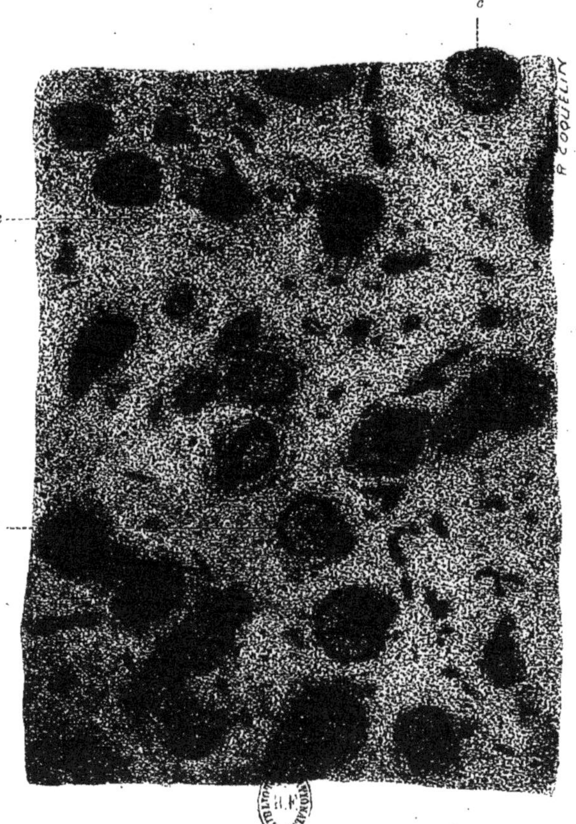

Planche XXXI.

RATE

Action des substances du corps bacillaire chauffées à plus de 70°. — Portion de la rate déjà représentée Planche XXX, vue à un grossissement de 46 diamètres.

A ce grossissement, les centres germinatifs *C* sont déjà reconnaissables à la teinte foncée correspondant à la présence de cellules germinatives.

Une bordure foncée, constituée par de petits lymphocytes, ceint les centres germinatifs.

Remarquer l'épaississement considérable des cordons de Billroth par comparaison : 1° avec la rate normale. Planche XVII ; 2° avec la rate tuberculeuse de la Planche XVIII.

PLANCHE XXXI

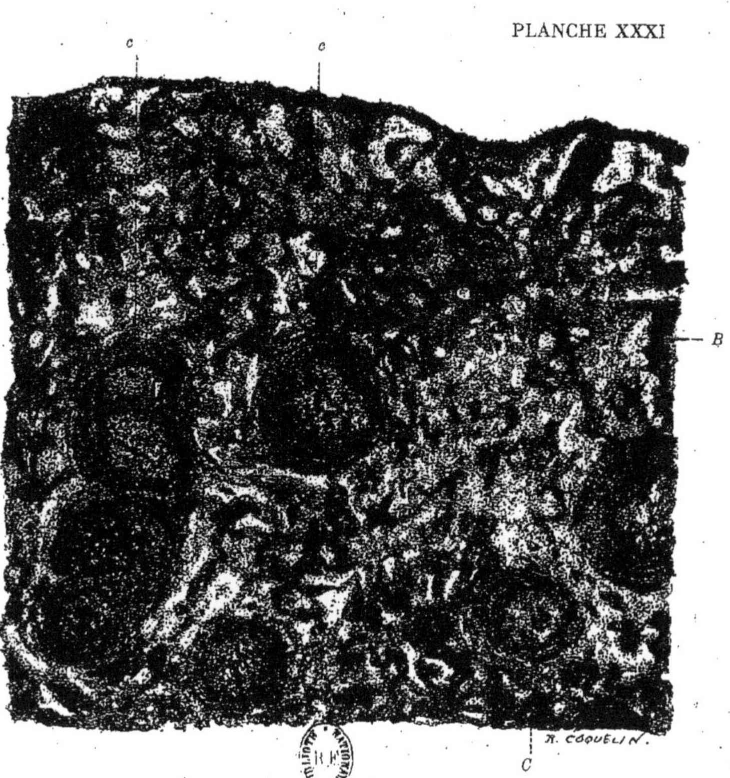

Planche XXXII.

RATE

Action des substances diffusibles du corps bacillaire chauffées à plus de 70°. — Représentation à un grossissement de 565 diamètres de l'un des centres germinatifs du corpuscule de Malpighi de la Planche XXXI.

a. artériole du corpuscule, flanquée à droite, d'un vaste centre clair où surabondent les cellules germinatives *g* émigrant vers l'anneau lymphoïde périphérique *L.*; *l.* lymphocytes; *st.* Stroma conjonctif.

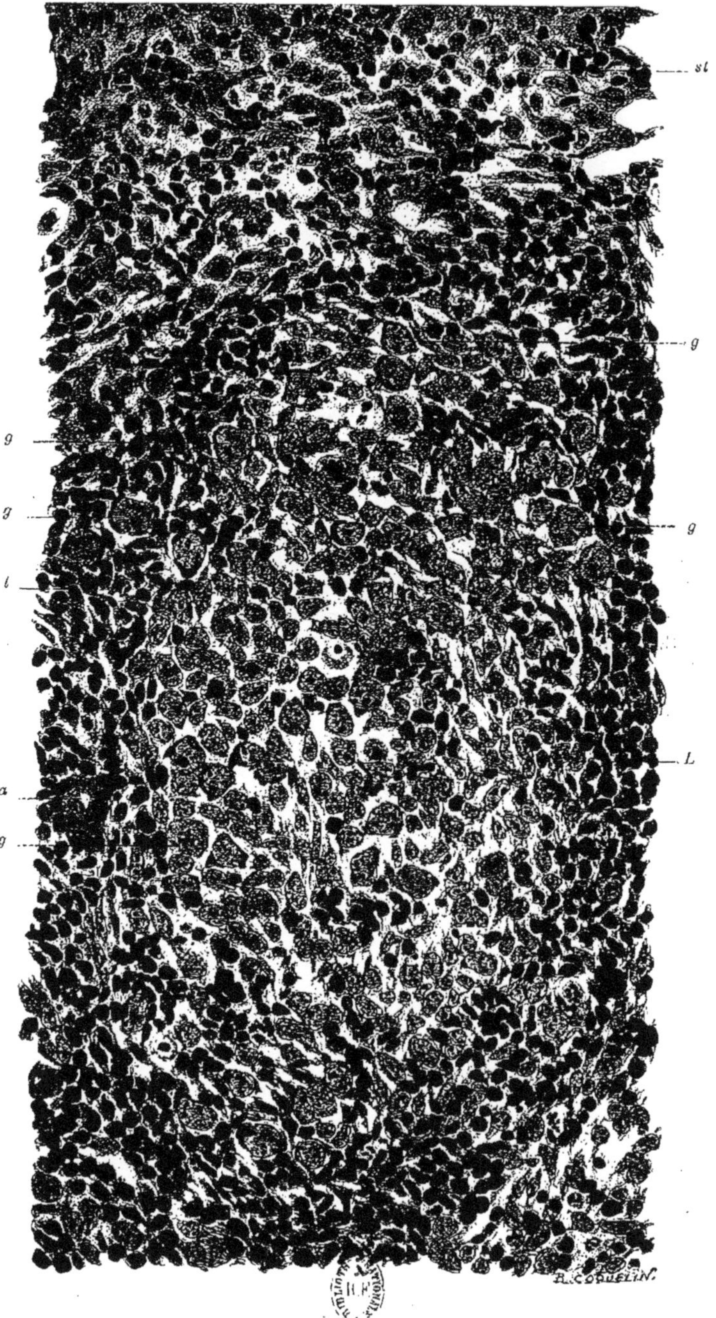
st
g
g
g
g
l
L
a
g
R. COQUELIN.

Planche XXXIII.

RATE

Action des substances diffusibles du corps bacillaire chauffées à 70°. — Représentation à un grossissement de 800 diamètres de l'anneau lymphoïde entourant un centre germinatif de l'un des corpuscules de Malpighi dessiné à la Planche.

Cette portion de l'anneau lymphoïde est remarquable par la présence d'une quantité colossale de cellules germinatives *cg* venues du centre clair et se rendant vers la pulpe.

l, — lymphocytes.

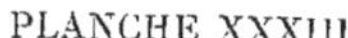

PLANCHE XXXIII

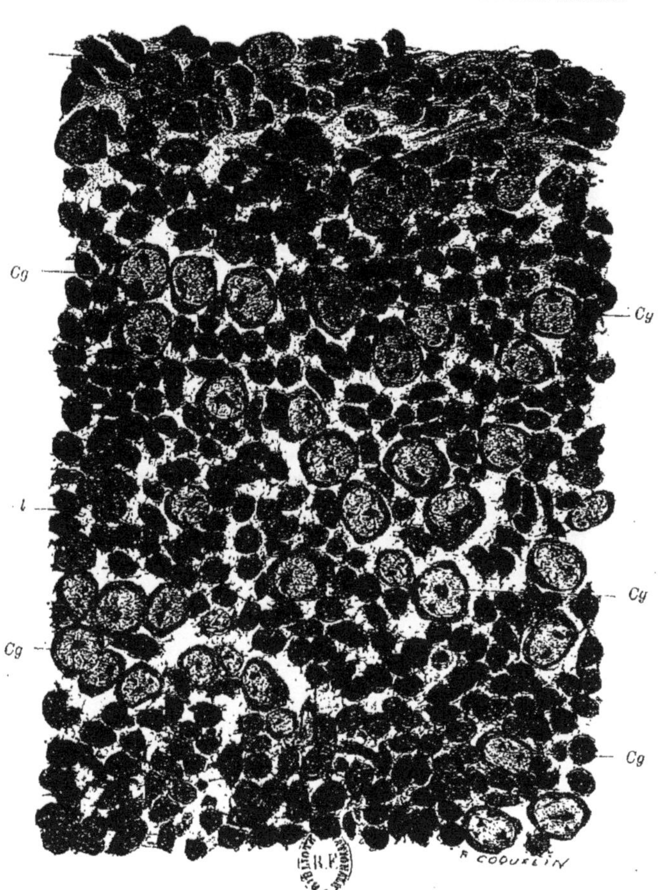

Planche XXXIV.

RATE

Action de l'extrait alcoolique du bacille contenant des cires et des graisses. — Réaction hyperplasique, massive et embryonnaire de la rate à un grossissement de 46 diamètres.

Le corpuscule de Malpighi *CM* est presque intégralement transformé en une accumulation de cellules embryonnaires se déversant dans la pulpe. *A*. Cordons de Billroth épaissis, également infiltrés de cellules lymphatiques embryonnaires.

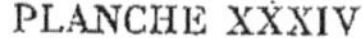

PLANCHE XXXIV

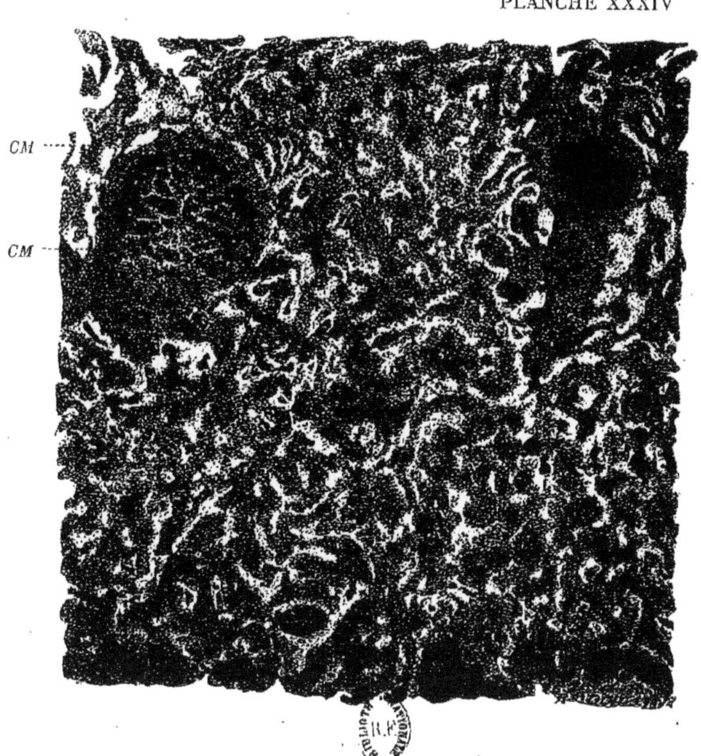

Planche XXXV.

Action de l'extrait alcoolique. — Portion d'un corpuscule de Malpighi *CM* de la Pl. XXXIV démontrant le pullulement et l'émigration à l'état embryonnaire pur des cellules du corpuscule.

A, artère du corpuscule.
F, noyau du réticulum conjonctif du corpuscule.
e, petites cellules embryonnaires de la portion centrale.
E, grande cellules embryonnaires de type germinatif.
Ces cellules embryonnaires s'engagent dans le cordon de Billroth *Cb* d'où elles se dispersent dans les sinus veineux S où elles se trouvent en compagnie de globules rouges nucléés à type de normoblaste *N*.

PLANCHE XXXV (grossissement 565 diamètres).

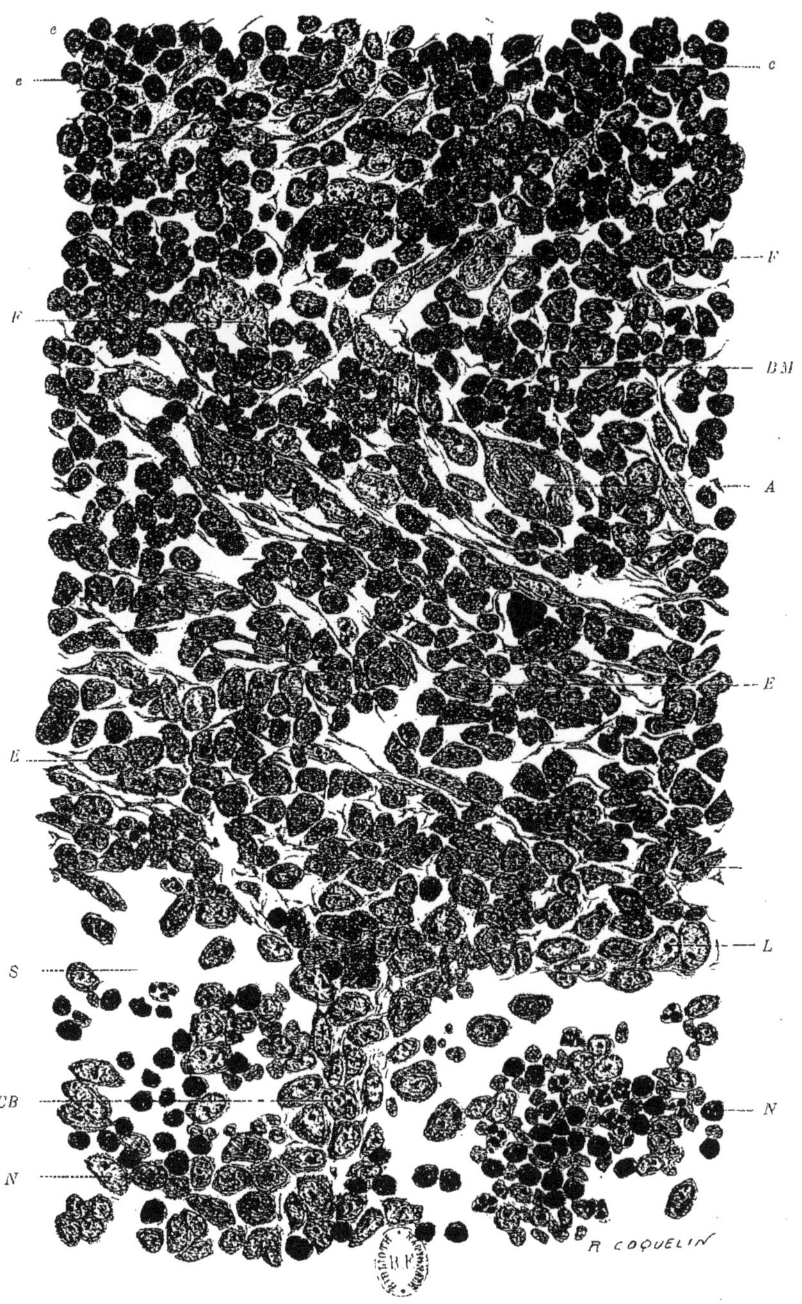

CONSIDÉRATIONS GÉNÉRALES SUR LES POISONS DIFFUSIBLES

Si nous arrêtions à l'expérience que nous venons de relater l'exposé de nos recherches, celles-ci sembleraient contredire, de point en point, l'œuvre si remarquable d'AUCLAIR.

En réalité, nous nous accordons avec J. AUCLAIR pour admettre la décomposition du corps du bacille, 1° en substances diffusibles capables de provoquer les unes des troubles fonctionnels, les autres la cachexie ou des réactions inflammatoires passagères des organes ; 2° en substances non diffusibles, ou poisons adhérents, exerçant localement une action tuberculisante, nécrosante et suppurative.

Nous croyons aussi à l'origine bacillaire de phénomènes inflammatoires qui, avant les recherches d'AUCLAIR, étaient généralement attribués à des infections surajoutées[1] à l'infection primitive.

C'est à propos de la pathogénie des diverses sortes de dégénérescence et de nécrose que s'établit notre désaccord avec J. AUCLAIR, puisque nous avons déterminé contrairement à son opinion :

1° — Le développement de ces lésions sous l'influence de produits autres que les graisses et les cires ;

2° — Leur dissémination dans l'organisme du cobaye, après l'injection unique d'une dose de un centimètre cube de poisons diffusibles sous la peau de l'animal.

Enfin, nos recherches innovent sur celles de J. AUCLAIR et d'autres expérimentateurs en démontrant la possibilité d'extraire du bacille des poisons diffusibles propres à susciter des réactions fonctionnelles des organes à structure lymphoïde.

Ces résultats nous conduisent tout d'abord à une étude critique de la valeur pathogène des substances adipo-cireuses du bacille et de la façon dont ces corps ont été expérimentés.

1. Toutefois, les idées de MARFAN, AVIRAGNET, MOSNY, ZIEGLER, STRUMPELL, etc., relatives à l'existence d'une infection secondaire à l'origine d'états inflammatoires accompagnant la bacillose, sont justifiées par des expériences qui nous ont prouvé que la mise en jeu de certains poisons bacillaires préparaient le terrain à l'infection secondaire.

Nous reviendrons sur ce sujet, car les complications auxquelles nous faisons allusion présentent des particularités très intéressantes.

Que la pénétration des graisses et des cires du virus dans les tissus y détermine la métaplasie épithélioïde, la sclérose, la caséification, c'est ce que nul ne conteste. Bien plus, les recherches de J. Camus et Pagniez permettent d'attribuer des effets de même genre à des graisses autres que celles qui proviennent du bacille de Koch [1].

En réalité, les dégénérescences tuberculeuse et scléreuse et la caséification provoquées par l'éthérine et la chloroformine ont, comme le pense Auclair, des caractères particuliers. La cause de ces particularités provient peut-être de qualités spécifiques des graisses et des cires du bacille. Mais il se pourrait aussi qu'elle dépendît, en partie au moins, d'éléments surajoutés aux matières adipo-cireuses.

Cette hypothèse serait insoutenable s'il était prouvé que la chloroformine et l'éthérine se composent exclusivement de graisses et de cires. Or, aucune analyse ne démontre la pureté de ces extraits; elle ne résulte pas davantage du procédé servant à les obtenir, lequel est compatible avec l'entraînement de matières protéiques capables de provoquer les modifications dégénératives, nécrotiques et suppuratives que l'on tend à rapporter d'une façon exclusive aux graisses et aux cires.

Les matières adipo-cireuses englobent-elles des éléments de nature protéique à l'état de combinaison (lipoïdes)? Nous l'ignorons, et rien ne justifierait nos suppositions à l'égard de la présence et d'une action possible de tels produits si nous n'avions donné la preuve de leurs pouvoirs tuberculisant, sclérosant, nécrosant et caséifiant.

La part revenant exactement aux graisses et aux cires dans les modifications tissulaires provoquées par l'éthérine et la chloroformine est donc incertaine et cette incertitude est accrue par des conditions expérimentales propres à dénaturer et à compliquer l'action de ces mélanges.

Nous rappellerons à ce sujet la concentration instantanée, dans une zone organique restreinte, d'une quantité de substances adipo-cireuses supérieure à celle que l'infection bacillaire y accumule lentement, substances qui ajoutent aux lésions ressortant de leurs propriétés spécifiques celles de l'irritation mécanique due à la persistance de tout corps étranger dans les tissus.

Les expériences faites avec les poisons diffusibles du corps bacillaire échappent, en partie au moins, à ces critiques. La brusquerie de l'intoxication s'amortit dans le tissu conjonctif que les poisons traversent gra-

1. Nous reviendrons dans un travail ultérieur sur les recherches de V. Fressinger concernant le rôle de lipase dans la défense antibacillaire.

duellement pour pénétrer dans le système vasculaire, puis dans la totalité de l'organisme. Il n'est aucun tissu de l'animal en expérience qui ne soit abordé par une fraction de matières toxiques diluées et modifiées par les plasmas sanguin et lymphatique, divisées à l'extrême par la masse du corps[1].

C'est alors que l'extrait aqueux de corps bacillaires vivants (chauffé à 42°) inflige aux divers organes des altérations dégénératives, nécrotiques et suppuratives, tandis que les poisons diffusibles du corps bacillaire chauffés à 70° y suscitent d'intenses réactions. Mais les poisons de la première variété n'excluent pas toute réaction, et ceux du second genre comportent des lésions nécrotiques et dégénératives.

Au contact des extraits bacillaires chauffés à 42°, les tissus appellent le plasma et les cellules du sang, puis leurs éléments propres s'hypertrophient, se multiplient ou se métamorphosent suivant des modes variés. (Un phénomène remarquable en l'espèce est cette prolifération de l'épithélium des bronches qui aboutit à la production de végétations papillomateuses, lesquelles sont le pendant des néoplasies adénomateuses d'origine bacillaire, signalées par plusieurs auteurs [Ménétrier, Dallemagne Claude[2])].

Mais ces réactions initiales s'arrêtent parce que les produits altérants y substituent des lésions dégénératives, nécrotiques et suppuratives.

Différente est l'action des poisons diffusibles du corps bacillaire chauffé à 70° (poisons stimulants); si elle détermine des lésions nécrotiques et la dégénérescence épithélioïde, c'est par îlots minimes et disséminés dans de vastes foyers de réactions inflammatoires. Ces réactions persistent en s'amplifiant à la période où elles auraient disparu de l'organisme influencé par les poisons altérants, pour faire place aux divers modes de dégénérescence, à la nécrose et à la caséification.

La description que nous avons donnée de l'état réactionnel provoqué par les extraits diffusibles du corps bacillaire chauffé à 70°, et celle que J. Auclair a tracée des effets de la bacillo-caséine se ressemblent par quelques détails communs à tous les états inflammatoires et s'opposent dans le fond. En effet, la description d'Auclair ne comporte pas

1. C'est-à-dire dans les conditions les plus propres à mettre en évidence l'affinité des toxines pour les divers tissus et leurs propriétés pathogènes conformément aux recherches initiatrices de Erlich, de Morgenroth, de Roux, de Behring, de Vidal....

2. Rubens-Duval, de son côté, a trouvé un état papillomateux exubérant dans les typhlites d'origine bacillaire.

la loi que nous avons formulée et qui réunit en un groupe harmonique les phénomènes inflammatoires consécutifs à l'injection des extraits dialysables et colloïdaux provenant du bacille mort à la dose indiquée.

Cette loi attribue aux effets toxiques en question, comme siège principal, les organes à structure lymphoïde ; comme manifestation essentielle, l'hyperplasie cellulaire ; comme caractère particulier, la régularité de cette hypergenèse et son évolution suivant le sens de sa différenciation fonctionnelle.

La loi s'applique, non seulement aux organes à structure lymphoïde avérée, mais encore à des organes à structure lymphoïde latente, le poumon, par exemple, dont la sensibilité aux extraits bacillaires paraît énigmatique à certains auteurs.

La participation du poumon au processus inflammatoire consécutif à l'injection des extraits bacillaires chauffés à 70° nous paraît liée à sa structure lymphoïde ; ceux des éléments propres du poumon qui réagissent le plus en l'occurrence ne sont ni les épithéliums des bronches ou des alvéoles, ni le tissu conjonctif de charpente ; ce sont ces nodules lymphoïdes disséminés dont Metchnikoff et Tchistovich ont, les premiers, donné la description, ainsi que les cellules lympho-conjonctives des interstices péribronchiques, périvasculaires et celles qui sont infiltrées dans l'épaisseur des parois alvéolaires[1].

De leur côté, les poisons altérants (extraits bacillaires chauffés à 45°) ne trouvent pas une moindre réceptivité dans les tissus de l'appareil lymphoïde mais leur emprise y est moins évidente parce qu'elle s'y manifeste par des lésions dégénératives, nécrotiques, suppuratives identiques à celles dont sont frappés d'autres tissus. En dehors de la zone pulmonaire, leur action s'exerce sur la plupart des artères, les séreuses, de nombreux viscères, à commencer par le foie qui est modifié dans toute son étendue, alors que le rein n'est lésé que d'une façon partielle.

La connaissance de ces effets altérants et stimulants des poisons diffusibles sur les tissus permet d'élargir le débat relatif à la patho-

1. D'après Dominici, le poumon présente une structure lymphoïde qui doit être rapprochée à la fois de celle du thymus et de celle du ganglion lymphatique : sa structure est comparable à celle du thymus en raison de la présence d'un épithélium d'origine ectodermique contigu à un tissu de charpente de type lymphoïde ; cette structure lymphoïde se rapproche de celle du ganglion pour les deux raisons suivantes : 1° le poumon contient des nodules lymphoïdes comparables aux follicules du ganglion ; 2° le réseau lymphatique intra-alvéolaire et les cellules lympho-conjonctives qui y sont incluses peuvent être assimilés, dans leur ensemble, au système caverneux lymphoïde ganglionnaire.

génie des lésions dégénératives (tuberculose, sclérose, nécrose, suppuration) et des phénomènes réactionnels causés par le bacille de Koch.

On peut l'exprimer par les deux questions suivantes :

Les poisons diffusibles sont-ils capables de provoquer des altérations tissulaires identiques à celles que déterminent les graisses et les cires?

Ces lésions sont-elles réalisables, soit en dehors de la zone où on injecte des poisons d'une façon expérimentale, soit à une grande distance des régions infestées de bacilles?

Les expériences de Carnot, de L. Bernard et Salomon, par exemple, répondent à la première question en démontrant que les injections de tuberculine dans le pancréas, dans le rein, sont suivies de nécrose ou d'une réaction inflammatoire violente aboutissant à la dégénérescence scléreuse.

On reconnaît donc à certains produits diffusibles du bacille la propriété de léser grièvement les tissus dans des conditions expérimentales particulières que caractérise le contact direct des éléments vivants avec des doses massives de la substance injectée.

En revanche, la majorité des auteurs versés dans l'étude de ce sujet refusent aux poisons diffusibles la propriété de déterminer des lésions graves et durables hors du lieu où on les injecte ou des régions où gîtent les bacilles de Koch.

Les recherches expérimentales, les études cliniques et anatomo-pathologiques démontrant une thèse inverse sont nettement critiquées dans des travaux dont la valeur est, au reste, indiscutable[1].

Voici, par exemple, la façon dont Gougerot[2] résume ce procès, dans

1. « Aux conclusions des travaux de Carrière sur les substances diffusibles capables d'entraîner des modifications profondes dans la structure du foie et des reins, on objecte que les effets sont minimes relativement à l'énormité des doses de poisons bacillaires qu'il a employées.

« D'après Ramond et Hulot les cultures enfermées dans des sacs de collodion, suivant la méthode de Nocard, placés ensuite dans le péritoine des animaux, déterminent des lésions marquées aux épithéliums rénal et hépatique. »

« A ces résultats, on oppose ceux de Bernard et Salomon qui n'ont obtenu que des lésions très discrètes.

« Chauffard ayant produit, par l'injection de tuberculine, l'exagération des symptômes brightiques préexistants chez un tuberculeux, on conteste la valeur de cette expérience en la considérant comme une simple preuve de l'aggravation régulière de lésions tuberculeuses en cours par la tuberculine.

« En ce qui concerne les recherches si suggestives de Calmette, Guérin et Breton sur la production de néphrites épithéliales avec amylose consécutive à l'ingestion de bacilles tués, on les contredit en supposant que les lésions provoquées dans ces circonstances sont dues au corps même du bacille, bien que les auteurs aient constaté son absence dans le rein. »

2. Gougerot. *Bacillo-tuberculose non folliculaire*, Michalon, édit., Paris, 1907-1908

un livre remarquable où l'érudition s'allie aux vues les plus originales.

« Toutes ces preuves accumulées nous démontrent que les lésions atypiques non folliculaires des tuberculeux sont dues, sauf de rares exceptions citées ci-dessus, à l'action locale du bacille de Koch, agissant par ses poisons adhérents et par ses toxines solubles diffusant localement.

« Je crois devoir insister sur l'action locale associée des poisons adhérents et des poisons solubles (tuberculine). En effet, l'action locale des poisons solubles ou tuberculine n'est pas négligeable ; on en peut donner des preuves expérimentales nombreuses ; Carnot a obtenu de la sclérose pancréatique en injectant dans le parenchyme même du pancréas de fortes doses de tuberculine (1/15). La cutiréaction de Von Pirquet et ses dérivés (méthodes de Lignières et Berger, Morro, Lautier) reproduit parfois des tuberculides érythémateuses, érythémato-squameuses analogues au lupus érythémateux, au purpura, des tuberculides vésiculeuses comparables au lichen scrofulosorum et même pustuleuses, analogues aux papulo-nécrotiques. Léon Bernard et Salomon injectant de la tuberculine dans le rein ont observé des nécroses et de l'infiltration interstitielle. Ces inoculations locales d'une dose forte de tuberculine sont identifiables à une action bacillaire locale, car seuls, des bacilles agissant localement peuvent sécréter autour d'eux une aussi forte dose de tuberculine et jamais la concentration de la tuberculine n'atteint un tel degré dans le sang. Ces expériences prouvent donc, non pas que ces lésions sont dues à la tuberculinémie générale du tuberculeux produite par un foyer lointain, mais à l'action locale de bacilles sécrétant autour d'eux et localement des toxines diffusibles. »

Néanmoins, Gougerot fait des réserves à l'égard de cas qu'il considère comme « très spéciaux » :

« Par exemple, dans certaines myélites des pottiques, la moelle serait lésée par les toxines diffusant du foyer de péripachyméningite à travers la dure-mère sans que les bacilles pénètrent dans la moelle même[1]. »

Reportons-nous au classique article de E. Mosny et L. Bernard sur la

1. Gougerot fait allusion en l'espèce à une observation de Schmaus. A ce propos il fait la remarque suivante :
« Je souligne que cette action des toxines solubles, qui a pour elle quelques faits expé-
« rimentaux (Schmaus), est toute différente de celle que lui accorde la théorie de la tuber-
« culinémie. C'est une action locale des toxines solubles diffusant à travers la dure-mère
« et non une action générale sanguine et tuberculinémique. »

tuberculose, paru dans le nouveau traité de médecine et de thérapeutique de Brouardel et Gilbert, en 1905, et nous trouvons des conclusions comparables aux précédentes :

« Si l'on oppose la faible toxicité des poisons diffusibles et la banalité de leurs effets à la puissance et à la spécificité de l'action des poisons adhérents, on est amené à remarquer que la présence même des bacilles doit être indispensable pour provoquer dans les organes les lésions essentielles de la tuberculose. Cette maladie apparaît surtout, d'après tous les travaux récents, comme le résultat d'une intoxication locale. »

Cependant, E. Mosny et L. Bernard corrigent ce que ces considérations peuvent avoir d'absolu par la restriction suivante : « Tout au moins, doit-on dire que, dans l'état actuel des choses, l'expérimentation apporte peu de lumière sur la pathogénie des accidents humains que la clinique humaine met au compte de l'intoxication générale. »

Si nos recherches n'élucident pas complètement un tel sujet, elles y projettent une certaine clarté en prouvant :

1° Les effets altérants des produits diffusibles provenant du corps bacillaire chauffé à moins de 42°;

2° Les effets réactionnels des poisons diffusibles provenant des bouillons de culture chauffés à 75° ou des corps bacillaires chauffés à 120°.

3° L'aptitude des poisons de l'une et de l'autre sorte à exercer leur action propre à une grande distance du lieu où ils sont injectés;

4° La similitude des lésions déterminées expérimentalement par les poisons diffusibles et de celles qui sont causées par l'infection naturelle due au bacille de Koch.

Ces résultats nous incitent à reviser le jugement qui infirme les conclusions de tous les expérimentateurs qui attribuent aux poisons diffusibles le pouvoir d'altérer profondément les tissus à distance du lieu où on les injecte ou de celui où ils sont élaborés aux dépens du corps du bacille.

Ils nous font croire que le rôle de ces poisons en pathologie humaine ne se borne pas à produire des troubles de la régulation nerveuse, de la nutrition, de la circulation. Leur intervention nous paraît être des plus importantes dans la genèse de lésions en foyers ou très étendues caractérisées par des réactions inflammatoires intenses, diverses sortes de dégénérescences (sclérose, transformation tuberculeuse), de nécroses, la suppuration ou la caséification.

Ces effets des poisons diffusibles sont de tout ordre[1] : endocardites chroniques (Potain, Teissier, 1894); artérites généralisées (Teissier); lésions multiples du foie et du rein où les bacilles sont absents ou rares; méningo-encéphalites (Poncet, Villaret, Tixier, Bombici et Chartier); névrites décrites par Landouzy, Rosenheim, Carrière, Foa et Durante); lésions multiples du squelette, des articulations, des tissus périarticulaires, des séreuses (Poncet, Leriche, Dor); tuberculides de Darier typiques ou atypiques (Pautrier), représentant pour certaines d'entre elles de véritables toxi-tuberculides (Hallopeau, Boeck, Leredde), etc.

Soutenue par Potain, Teissier, Poncet, Leriche, Dor et d'autres cliniciens, cette théorie est actuellement refutée par des arguments tirés de l'expérimentation.

Nous la réhabilitons au nom de l'expérimentation[2] et nous croyons qu'elle peut s'appliquer justement à la pathogénie des états morbides les plus dissemblables[3]. Évidemment, nous ne nions en aucune façon l'influence du voisinage immédiat des bacilles vivants ou morts (HODENPYL, STRAUS, GAMALCIA), dans la production de lésions de tous genres, à commencer par la métaplasie tuberculeuse.

Nous ne méconnaissons point l'importance considérable des recherches qui ont abouti à la découverte du bacille de Koch dans des lésions du foie, du rein, du système nerveux, etc., dont ils ont fixé l'étiologie jusqu'alors incertaine. (Triboulet, Braillon, Œttinger, Jousset, Léon, Bernard, Salomon, Gougerot).

Nous ne contestons pas davantage l'influence de la répartition et de la quantité des bacilles sur la forme et le degré des états morbides dont ils sont les auteurs (LÉON BERNARD, JOUSSET, GOUGEROT).

Nous admettons enfin que des bacilles peuvent disparaître en tant qu'éléments figurés en passant à l'état de résidus fixes propres à déterminer les plus graves lésions (tubercule déshabité de GILBERT).

Ce que nous rejetons, c'est la théorie qui circonscrit exclusivement au siège du virus et de ses poisons adhérents la métaplasie épithélioïde ou

1. Ces produits toxiques peuvent stagner dans les exsudats pathologiques, puisque Debove et Renault ont démontré que l'on pouvait trouver la tuberculine dans les exsudats pleurétiques des tuberculeux.

2. D'accord avec CALMETTE et GUÉRIN, etc....

3. D'autre part, ROGER a démontré, par ses expériences « l'existence de substances toxiques spéciales renfermées dans les tissus tuberculeux indépendantes des poisons contenus dans le bacille ou dans le liquide de culture ». Ce point de vue intéressant n'est évidemment pas celui de nos recherches actuelles.

d'autres dégénérescences, ainsi que les diverses sortes de nécroses et de suppurations dont il est le facteur originel.

Pour nous, le bacille n'est point l'axe nécessaire de toutes ces lésions, mais une source de poisons dont les effets altérants ou stimulants s'étendent de ses entours immédiats aux régions les plus distantes de son habitat, *y compris les tissus de l'embryon ou du fœtus.*

Cette conception n'est-elle pas, au reste, celle qui s'harmonise le mieux avec ce que nous ont appris, des états morbides déterminés par le bacille de Koch, les mémorables travaux de Landouzy, les recherches notoires de Hanot, Hutinel, Lauth, Gilbert, Poncet, Leriche, etc.

En étendant le domaine de l'infection bacillaire à tous les organes, en démontrant la multiplicité des syndromes dont elle est la cause et la diversité des lésions correspondant à chacun de ces syndromes, l'œuvre de ces auteurs laisse préjuger de l'importance des poisons diffusibles dans la genèse de ces lésions.

Quant à la mise au point de la part qui revient, en l'espèce, soit aux poisons adhérents, soit aux poisons diffusibles ou à leur association, elle échappe à notre compétence. Avant de chercher à l'établir en ce qui concerne l'état infectieux, nous avons, au reste, à compléter nos recherches expérimentales.

La relation préliminaire que nous venons de donner de ces expériences doit être suivie d'un exposé détaillé de nouvelles recherches concernant :

L'action des poisons diffusibles sur les organes du cobaye et d'autres animaux; les variations de ces effets relatives aux doses des produits toxiques utilisées, à leur mode d'obtention, à la race des bacilles servant à l'extraction des poisons, etc., etc.

Une partie de ces nouvelles expériences se continue dans le service de l'un de nous (laboratoire du Dr Dominici, à l'hôpital Henri de Rothschild), avec la collaboration de MM. Bader et Faivre. Elle comporte la mise en jeu de substances extraites du corps du bacille, pouvant être rangées dans des groupes chimiquement définis et dosées au poids du produit desséché. Les résultats de ces recherches confirment ceux de la prospection dont nous avons donné le compte rendu dans l'article actuel, et les corroborent en y ajoutant non seulement des précisions d'ordre nosographique, mais encore certaines données relatives à l'immunité anti-bacillaire. Nous en avons trouvé partiellement l'explication dans la multiplicité des effets physiologiques des poisons diffusibles, qui vont des altérations[1] les plus graves aux réactions défensives du type le plus pur[2].

1. Altérations telles qu'elles permettent d'assimiler l'action de ces substances diffusibles à celle d'un caustique. Nous rappelons à ce propos que dans ses leçons d'agrégation, Achard comparait certains effets du bacille de Koch à ceux d'un agent caustique.

2. Nous faisons allusion en la circonstance à la défense organique envisagée suivant la conception de Metchnikoff : cette réaction se manifeste dans nos expériences par une accentuation de l'état fonctionnel des organes de défense (rate et ganglions en particulier). Il ne faut pas confondre ces réactions fonctionnelles pures avec les réactions inflammatoires intenses, prélude des dégénérescences telles que la sclérose dystrophique par exemple qui sont déterminées non seulement par les toxines diffusibles du bacille de Koch, mais encore par d'autres poisons tels que la toxine diphtérique (Enriquez et Hallion), les toxines gonococciques (Christmas).

D'autre part, toutes les modifications histologiques consignées dans ce travail sont, nous le répétons, *relatives aux conditions expérimentales* dans lesquelles nous nous sommes placés.

La technique utilisée pour l'étude des tissus est essentiellement basée sur la fixation par la solution saturée de bichlorure de mercure iodée (Dominici).

TABLE DES MATIÈRES

74 560. — Paris, Imprimerie LAHURE, 9, rue de Fleurus.

www.ingramcontent.com/pod-product-compliance
Ingram Content Group UK Ltd.
Pitfield, Milton Keynes, MK11 3LW, UK
UKHW020342230726
13925UKWH00003B/928